Soins Infirmiers

en

Endocrinologie

Le Guide Complet

ALEXANDRE CAREWELL

Table des matières

« *La danse délicate des hormones orchestre la symphonie du corps; l'Endocrinologie en est le chef d'orchestre.* »

Préface :
L'IMPORTANCE DE L'ENDOCRINOLOGIE ET SON IMPACT SUR LA SANTÉ GLOBALE.

L'endocrinologie, souvent décrite comme l'étude des messagers chimiques du corps, les hormones, occupe une place primordiale dans la compréhension de la santé humaine. En effet, cette discipline médicale transcende les simples mécanismes biologiques pour toucher presque tous les aspects de notre bien-être physique, émotionnel et même mental.

Si l'on considère la complexité de notre organisme, il apparaît rapidement que la moindre perturbation, même infime, d'une hormone peut engendrer des répercussions en cascade, bouleversant l'équilibre délicat de notre corps. Par exemple, les hormones thyroïdiennes, produites en quantités minuscules, ont pourtant une influence considérable sur notre métabolisme, notre énergie et même notre humeur. De même, l'insuline, cette hormone pancréatique, joue un rôle central dans la régulation de notre taux de sucre dans le sang, et toute anomalie dans sa sécrétion ou sa fonction peut mener au diabète, une maladie aux implications systémiques majeures.

Mais au-delà de ces interactions physiologiques, l'endocrinologie a également un impact social et mondial. Prenons par exemple l'épidémie actuelle de diabète et d'obésité. Ces pathologies, largement influencées par nos modes de vie modernes et notre environnement, sont devenues des préoccupations de santé publique majeures, impliquant non seulement des enjeux médicaux, mais aussi économiques, sociaux et éthiques.

L'endocrinologie, dans sa quête de compréhension et de traitement des déséquilibres hormonaux, a le potentiel d'améliorer la qualité de vie de milliards d'individus. Que ce soit par la prise en charge des troubles de la croissance chez les enfants, des dysfonctionnements thyroïdiens, des défis liés à la ménopause, ou même des questions plus récentes et délicates comme la prise en charge endocrinienne des personnes transgenres, cette spécialité embrasse une diversité de sujets qui reflète sa centralité dans le vaste monde de la médecine.

L'endocrinologie ne se limite pas à la simple étude des glandes et de leurs sécrétions. Elle représente un pont entre la biologie fondamentale et la médecine clinique, entre l'individu et sa communauté, et entre le présent et les défis de demain. Reconnaître l'importance de l'endocrinologie, c'est comprendre que notre bien-être est intrinsèquement lié à cet équilibre hormonal subtil qui, tel un chef d'orchestre invisible, dirige la symphonie complexe de notre organisme.

Chapitre 1 :
INTRODUCTION À L'ENDOCRINOLOGIE

Qu'est-ce que l'endocrinologie ?

L'endocrinologie est une branche spécialisée de la médecine qui étudie les glandes endocrines, la production et la fonction des hormones, ainsi que les maladies et les troubles qui y sont associés. Les hormones sont des messagers chimiques essentiels qui circulent dans le sang et régulent de nombreuses fonctions vitales du corps, de la croissance et du développement à la manière dont nous utilisons l'énergie, en passant par le fonctionnement de nos organes reproducteurs.

Les glandes endocrines comprennent la thyroïde, les parathyroïdes, le pancréas, les ovaires, les testicules, les glandes surrénales, la glande pituitaire et l'hypothalamus, pour n'en nommer que quelques-unes. Contrairement aux glandes exocrines, qui libèrent leurs sécrétions à l'extérieur du corps (comme les glandes sudoripares ou salivaires), les glandes endocrines libèrent leurs hormones directement dans la circulation sanguine.

L'endocrinologie couvre un vaste éventail de conditions. Les plus courantes comprennent le diabète (où la régulation de l'insuline est perturbée), les troubles de la thyroïde (comme l'hyperthyroïdie ou l'hypothyroïdie), l'ostéoporose (affectant la densité osseuse), ainsi que les déséquilibres hormonaux liés à la reproduction ou à la croissance.

De par sa nature, l'endocrinologie est une discipline très intégrative, car les hormones influencent presque tous les organes et cellules du corps. Les endocrinologues, spécialistes de ce domaine, jouent donc un rôle clé dans le diagnostic, le traitement et la gestion des troubles hormonaux pour assurer une fonction optimale du système endocrinien et, par extension, du bien-être général de l'individu.

Les glandes endocrines et leurs rôles.

Les glandes endocrines jouent un rôle fondamental dans la régulation de diverses fonctions corporelles. Elles sécrètent des hormones directement dans la circulation sanguine, qui sont ensuite transportées vers divers organes et tissus pour exercer leurs effets spécifiques. Voici une liste des principales glandes endocrines et leurs fonctions associées:

- Glande pituitaire (ou hypophyse) :
  - Située à la base du cerveau, elle est souvent décrite comme la "glande maîtresse" car elle produit de nombreuses hormones qui régulent d'autres glandes endocrines.
  - Sécrète l'hormone de croissance (GH), la prolactine, des hormones thyrotropes (TSH), des corticotropines (ACTH), des gonadotropines (LH et FSH), et la vasopressine, entre autres.
- Hypothalamus :
  - Bien que ce soit une partie du cerveau, il joue un rôle crucial dans le système endocrinien en régulant la glande pituitaire grâce à des hormones de libération ou d'inhibition.
- Glandes thyroïdiennes :
  - Situées dans le cou, elles produisent les hormones thyroïdiennes (T3 et T4) qui régulent le métabolisme, la croissance et le développement.

- Glandes parathyroïdes :
  - Elles sont généralement au nombre de quatre et sont situées derrière la thyroïde. Elles produisent l'hormone parathyroïdienne (PTH) qui régule le calcium et le phosphate dans le sang.
- Glandes surrénales :
  - Situées au-dessus de chaque rein, elles produisent des hormones comme le cortisol, l'aldostérone et des androgènes. Ces hormones aident à réguler le métabolisme, la réponse au stress, l'équilibre électrolytique et diverses fonctions sexuelles.
- Pancréas :
  - C'est à la fois une glande endocrine et exocrine. Sa fonction endocrine est assurée par les îlots de Langerhans qui produisent l'insuline (régule le taux de glucose dans le sang) et le glucagon (augmente le taux de glucose dans le sang).
- Ovaires (chez la femme) :
  - Ils produisent des œstrogènes, de la progestérone et de petites quantités d'androgènes. Ces hormones régulent le cycle menstruel, la reproduction et certaines caractéristiques sexuelles secondaires.
- Testicules (chez l'homme) :
  - Ils produisent la testostérone, qui régule la spermatogenèse et les caractéristiques sexuelles masculines.
- Glande pinéale :
  - Située dans le cerveau, elle sécrète la mélatonine qui régule les rythmes circadiens et intervient dans les cycles de sommeil.

Ces glandes et leurs hormones respectives travaillent en étroite collaboration pour maintenir l'homéostasie dans le corps. Le moindre déséquilibre peut avoir des répercussions significatives sur la santé, ce qui souligne l'importance du système endocrinien.

Maladies et affections courantes.

Le système endocrinien, étant essentiel pour la régulation de nombreuses fonctions corporelles, est sujet à une variété de maladies et d'affections. Ces dérèglements peuvent résulter d'une production excessive ou insuffisante d'hormones, ou d'une mauvaise réponse des organes cibles à ces hormones. Voici quelques-unes des maladies et affections endocriniennes les plus courantes :

- Diabète :
    - **Diabète de type 1** : Le système immunitaire attaque et détruit les cellules β des îlots de Langerhans dans le pancréas, ce qui entraîne une absence de production d'insuline.
    - **Diabète de type 2** : L'insuline produite par le pancréas n'est pas utilisée correctement par l'organisme, conduisant à une résistance à l'insuline.
- Troubles de la thyroïde :
    - **Hypothyroïdie** : La glande thyroïde ne produit pas suffisamment d'hormones thyroïdiennes, entraînant un ralentissement du métabolisme.
    - **Hyperthyroïdie** : Surproduction d'hormones thyroïdiennes, souvent due à la maladie de Graves.
    - **Goitre** : Augmentation anormale de la taille de la thyroïde.
    - **Nodules thyroïdiens** : Petites excroissances ou lésions dans la thyroïde.
    - Cancer de la thyroïde.

- Troubles des glandes parathyroïdes :
  - **Hyperparathyroïdie** : Production excessive de l'hormone parathyroïdienne, souvent due à une tumeur.
  - **Hypoparathyroïdie** : Production insuffisante de PTH.
- Troubles des glandes surrénales :
  - **Maladie de Cushing** : Production excessive de cortisol.
  - **Maladie d'Addison** : Production insuffisante de cortisol et d'aldostérone.
  - **Hyperaldostéronisme primaire** : Trop d'aldostérone entraînant une élévation de la tension artérielle.
  - **Phéochromocytome** : Tumeur rare des glandes surrénales produisant trop de catécholamines.
- Troubles de l'hypophyse :
  - **Acromégalie** : Production excessive d'hormone de croissance chez l'adulte.
  - **Adénome hypophysaire** : Tumeur bénigne de la glande pituitaire.
  - **Hypopituitarisme** : Production insuffisante d'une ou plusieurs hormones pituitaires.
- Troubles de la reproduction :
  - **Syndrome des ovaires polykystiques (SOPK)** : Déséquilibre hormonal chez les femmes entraînant des problèmes ovariens.
  - **Hypogonadisme** : Production insuffisante de testostérone chez les hommes ou d'œstrogènes chez les femmes.
  - **Gynécomastie** : Développement anormal du tissu mammaire chez les hommes.
- Troubles métaboliques :
  - **Ostéoporose** : Perte de densité osseuse, souvent liée à une diminution de la production d'œstrogènes chez les femmes ménopausées.

- **Tumeurs endocrines** : Bien que rares, elles peuvent affecter n'importe quelle glande endocrine.

Chacune de ces maladies et affections peut avoir des symptômes variés et nécessite une approche de prise en charge spécifique. Le dépistage précoce et une intervention appropriée sont essentiels pour prévenir les complications et assurer une qualité de vie optimale aux patients.

L'importance du rôle de l'infirmier en endocrinologie.

L'infirmier en endocrinologie joue un rôle pivot dans la prise en charge des patients atteints de troubles endocriniens. Son rôle va bien au-delà des soins infirmiers traditionnels, car l'endocrinologie est une spécialité complexe et multidimensionnelle. L'importance de l'infirmier dans ce contexte peut être explorée à travers plusieurs prismes :

- **Éducation du patient** : Les maladies endocriniennes, comme le diabète ou les troubles thyroïdiens, nécessitent souvent une gestion quotidienne et une bonne compréhension de la maladie. L'infirmier est souvent en première ligne pour éduquer les patients sur leur condition, sur la manière d'administrer leurs médicaments, de surveiller leurs symptômes et de reconnaître les signes d'alerte d'éventuelles complications.
- **Gestion des traitements** : Que ce soit l'administration d'insuline pour un patient diabétique ou la surveillance des niveaux d'hormones pour quelqu'un sous traitement thyroïdien, l'infirmier est essentiel pour s'assurer que les médicaments sont donnés correctement et que les patients sont en sécurité.

- **Rôle de liaison** : L'infirmier en endocrinologie sert souvent de lien entre le patient et le médecin endocrinologue. Il ou elle collecte des données, observe l'évolution des symptômes, et transmet ces informations, jouant ainsi un rôle essentiel dans la stratégie thérapeutique globale.
- **Support psychologique** : Une maladie endocrinienne peut avoir des répercussions psychologiques. Le diabète, par exemple, peut influencer l'humeur et la qualité de vie. L'infirmier est souvent le professionnel de santé le plus proche des patients, offrant un soutien, une écoute et des conseils pour gérer les aspects émotionnels des troubles endocriniens.
- **Veille continue** : Les avancées dans le domaine de l'endocrinologie sont constantes. L'infirmier doit rester à jour avec les dernières recherches, techniques d'administration et recommandations de soins pour fournir le meilleur soin possible.
- **Promotion de la santé** : Dans le cadre de la prévention, notamment pour des maladies comme le diabète de type 2, l'infirmier joue un rôle prépondérant en sensibilisant les individus à l'importance d'un mode de vie sain, en promouvant une alimentation équilibrée, une activité physique régulière et un suivi médical régulier.
- **Urgences endocriniennes** : Que ce soit une crise thyrotoxique ou une hypoglycémie sévère, l'infirmier est souvent le premier intervenant, doté des compétences et de la formation nécessaires pour stabiliser le patient et prévenir de graves complications.

L'infirmier en endocrinologie est au cœur de la prise en charge des patients, alliant compétences techniques, connaissances approfondies et une approche centrée sur le patient. Cette combinaison unique fait de lui un maillon indispensable de l'équipe de soins en endocrinologie.

Chapitre 2 :
LA RÉALITÉ QUOTIDIENNE
EN SERVICE D'ENDOCRINOLOGIE

Structure et organisation du service.

La structure et l'organisation d'un service d'endocrinologie sont conçues pour répondre aux besoins spécifiques des patients souffrant de troubles endocriniens. Voici une ébauche de comment un tel service pourrait être structuré et organisé :

- Unités de soins spécialisés :
  - **Unité de diabétologie** : Pour la prise en charge spécifique des patients diabétiques, avec des équipements dédiés comme des pompes à insuline, des moniteurs de glucose en continu, etc.
  - **Unité thyroïdienne** : Destinée aux patients atteints de troubles thyroïdiens.
  - **Unité des glandes surrénales et hypophyse** : Pour les troubles plus rares mais tout aussi importants.
  - **Unité de métabolisme osseux** : Pour traiter des maladies comme l'ostéoporose.
  - **Unité de reproduction** : Traitement des troubles de la reproduction liés à des déséquilibres hormonaux.
- Salles de consultation :
  - Où les endocrinologues rencontrent les patients pour des consultations de suivi, des examens initiaux et des évaluations continues.
- Laboratoire d'endocrinologie :
  - Essentiel pour les analyses hormonales et autres tests liés.

- Espace éducatif :
  - Salle dédiée à la formation des patients, par exemple sur la gestion du diabète, l'auto-administration d'injections, etc.
- Pharmacie intégrée :
  - Pour fournir aux patients tous les médicaments spécifiques nécessaires, comme les hormones, l'insuline, etc.
- Espaces administratifs :
  - Bureaux pour le personnel de coordination des soins, les gestionnaires de cas, etc.
- Zone de recherche et de développement :
  - Certains grands services d'endocrinologie peuvent avoir une unité de recherche pour étudier les nouvelles thérapies, les méthodes de traitement ou pour participer à des essais cliniques.
- Personnel :
  - **Endocrinologues** : Les médecins spécialisés en endocrinologie.
  - **Infirmiers spécialisés** : Formés spécifiquement en endocrinologie.
  - **Diététiciens** : Essentiels pour la gestion du diabète et d'autres troubles.
  - **Éducateurs en diabétologie** : Pour former les patients sur la gestion du diabète.
  - **Psychologues ou conseillers** : Pour soutenir les patients face aux défis émotionnels des troubles endocriniens.
  - **Assistant(e)s médical(e)s** : Pour aider aux consultations et aux procédures.
  - **Personnel de laboratoire** : Pour effectuer et analyser les tests.
- Technologies et équipements :
  - À la pointe pour la surveillance, le diagnostic, et le traitement des maladies endocriniennes.

- Coordination des soins :
- Un système efficace pour suivre les rendez-vous, les traitements, les plans de soins et la communication entre les professionnels de santé.

L'efficacité d'un service d'endocrinologie repose sur une organisation fluide, où chaque élément travaille en synergie pour fournir une prise en charge holistique des patients. La collaboration interdisciplinaire est au cœur de cette dynamique, assurant que chaque aspect de la santé du patient est pris en compte.

Interaction avec les patients : les premiers contacts.

L'interaction avec les patients, notamment lors des premiers contacts, est un moment essentiel qui façonne la relation thérapeutique et instaure un climat de confiance. Lorsqu'un patient franchit pour la première fois la porte d'un service d'endocrinologie, il est souvent empli d'appréhensions, d'interrogations et de sentiments mêlés, allant de l'espoir à l'inquiétude. C'est à cet instant précis que l'importance du contact humain se révèle dans toute sa dimension.

En tant que professionnel de santé, accueillir un patient, c'est avant tout reconnaître sa singularité, son histoire et les enjeux qui entourent sa démarche médicale. C'est le saluer avec chaleur, lui offrir un sourire rassurant, l'inviter à s'exprimer librement tout en prêtant une oreille attentive à ses mots. Cette première rencontre est une danse délicate où la compétence clinique se mêle à l'empathie, où chaque question posée vise à comprendre non seulement le trouble endocrinien en jeu, mais également les impacts émotionnels, sociaux et psychologiques qu'il engendre.

L'échange se poursuit généralement par un recueil minutieux des antécédents médicaux, des symptômes actuels et des attentes du patient, le tout enveloppé dans un langage clair et compréhensible. En parallèle, l'écoute active joue un rôle crucial, car elle permet non seulement de détecter les non-dits, mais aussi de cerner les préoccupations ou les craintes qui pourraient rester en filigrane.

Ce premier contact est également l'occasion de partager des informations, d'éclairer le patient sur les prochaines étapes de son parcours de soins et de le rassurer quant à la qualité de la prise en charge qui lui sera offerte. C'est un moment d'échange où chaque partie apprend à connaître l'autre, tissant ainsi les premiers fils d'une collaboration qui s'annonce étroite et fructueuse.

Les premiers contacts avec les patients en endocrinologie sont bien plus qu'une simple formalité médicale. Ils sont le prélude à une relation thérapeutique basée sur la confiance, la bienveillance et le respect mutuel, des piliers indispensables pour naviguer ensemble vers la guérison.

Gestion des urgences endocriniennes.

La gestion des urgences endocriniennes est une dimension cruciale de la médecine endocrinienne, requérant rapidité d'intervention, précision diagnostique et expertise thérapeutique. Ces urgences sont des situations où un déséquilibre hormonal ou une complication d'une affection endocrinienne menace la santé ou la vie du patient et nécessite une prise en charge immédiate.

Lorsqu'un patient arrive aux urgences avec un tableau clinique suggérant une crise endocrinienne, la première étape consiste en une évaluation rapide mais complète de son état. Cela implique souvent un interrogatoire succinct pour comprendre l'histoire récente, notamment la prise de médicaments, l'apparition de symptômes et d'autres facteurs déclenchants possibles. Simultanément, une évaluation vitale est réalisée pour vérifier des paramètres tels que la pression artérielle, la fréquence cardiaque, la température et la saturation en oxygène.

Parmi les urgences endocriniennes les plus courantes, on trouve la crise aiguë surrénalienne, souvent liée à une insuffisance surrénalienne non traitée, qui se manifeste par une faiblesse sévère, une hypotension et une altération de l'état mental. Il y a aussi la crise thyrotoxique ou tempête thyroïdienne, qui est une exacerbation sévère de l'hyperthyroïdie. Le coma hypoglycémique, généralement chez les patients diabétiques, où une chute drastique du taux de sucre sanguin peut entraîner une perte de conscience, est une autre urgence fréquente. Et bien sûr, il ne faut pas oublier le coma hyperosmolaire et l'acidocétose diabétique, deux complications graves du diabète mal contrôlé.

Une fois le diagnostic posé ou suspecté, le traitement doit être initié sans délai. Dans la plupart de ces urgences, le temps est un facteur critique, et chaque minute compte. Les interventions peuvent aller de la simple administration de glucose par voie intraveineuse en cas d'hypoglycémie à des traitements plus complexes, comme l'utilisation de corticostéroïdes pour une crise surrénalienne ou la mise en place d'une thérapie de refroidissement pour une tempête thyroïdienne.

Après la stabilisation initiale du patient, une investigation plus approfondie est menée pour déterminer la cause sous-jacente de l'urgence. Cela peut inclure une gamme de tests de laboratoire, d'images médicales et, parfois, une consultation avec un endocrinologue spécialisé.

La gestion des urgences endocriniennes est un équilibre délicat entre action rapide, compétence clinique et prise en charge holistique du patient. La capacité à agir efficacement et à prendre les bonnes décisions dans ces situations stressantes reflète non seulement la compétence du clinicien, mais aussi la profondeur et la complexité de l'endocrinologie en tant que spécialité médicale.

Les spécificités du travail de nuit.

Le travail de nuit en milieu médical, et plus largement dans de nombreux domaines, présente des spécificités uniques qui distinguent cette expérience de celle du travail de jour. Travailler alors que la majorité du monde dort offre une perspective différente, avec des défis et des récompenses propres.

1. Rythme circadien perturbé :
L'une des plus grandes difficultés du travail nocturne est la perturbation du rythme circadien. Notre horloge biologique est programmée pour être éveillée pendant la journée et dormir la nuit. Inverser ce schéma peut avoir des conséquences sur la santé, notamment une fatigue accrue, des troubles du sommeil et un risque accru de certaines maladies.

2. Exigences accrues :
Même si la nuit peut sembler plus calme dans certains établissements, le personnel est souvent moins nombreux, ce qui signifie que chaque travailleur peut avoir une charge de travail plus lourde, être amené à gérer des situations d'urgence avec moins de soutien ou à effectuer des tâches hors de sa spécialité habituelle.

3. Environnement de travail différent :
La nuit, l'ambiance est différente. Les couloirs sont plus silencieux, les lumières plus tamisées. Cette atmosphère peut à la fois être apaisante et pesante. Pour certains, le calme nocturne permet une concentration accrue, tandis que d'autres peuvent ressentir une sensation d'isolement ou de solitude.

4. Prise de décision :
Avec moins de personnel administratif et médical sur place, le personnel de nuit peut souvent être confronté à des situations où des décisions rapides et autonomes sont nécessaires, ce qui peut être à la fois gratifiant et stressant.

5. Relations interpersonnelles :
La nuit, les liens entre collègues peuvent devenir plus forts. Face aux défis uniques du travail nocturne, une camaraderie se forme souvent entre les travailleurs de nuit. De plus, la nature souvent plus intime du travail nocturne peut également permettre des interactions plus profondes et plus significatives avec les patients.

6. Considérations pratiques :
Les travailleurs de nuit doivent souvent penser à des détails que les travailleurs de jour ne considèrent pas. Où trouver un repas au milieu de la nuit ? Comment dormir pendant la journée lorsque le monde extérieur est bruyant et lumineux ? Comment gérer les obligations familiales et sociales lorsqu'on travaille à contre-courant ?

7. Compensation et avantages :
En reconnaissance des défis du travail de nuit, de nombreux employeurs offrent des indemnités de nuit ou des avantages supplémentaires pour le personnel de nuit.
Travailler la nuit est une expérience à part, demandant adaptabilité et résilience. Bien que ce ne soit pas pour tout le monde, beaucoup trouvent des satisfactions inattendues

et des avantages dans le calme et la singularité du monde nocturne.

Chapitre 3 :
TECHNIQUES ET PROCÉDURES

Prélèvements sanguins
et tests hormonaux.

Les prélèvements sanguins et les tests hormonaux sont des outils essentiels dans le domaine de l'endocrinologie, permettant d'évaluer et de diagnostiquer diverses affections liées aux déséquilibres hormonaux. Lorsque le corps manifeste des symptômes qui suggèrent un trouble endocrinien, il est souvent nécessaire d'analyser la concentration des hormones dans le sang pour confirmer ou infirmer une suspicion diagnostique.

Prélèvements sanguins :
La première étape d'un test hormonal est généralement le prélèvement sanguin. Effectué par un infirmier ou un technicien de laboratoire, ce prélèvement consiste à insérer une aiguille dans une veine, généralement au pli du coude, pour recueillir un échantillon de sang. Ce prélèvement est généralement rapide et, bien que parfois inconfortable, il est habituellement bien toléré.

Il est à noter que pour certains tests hormonaux, le moment du prélèvement est crucial. Par exemple, certaines hormones, comme le cortisol, suivent un rythme circadien et peuvent nécessiter un prélèvement à un moment précis de la journée. D'autres tests peuvent nécessiter un jeûne ou des conditions particulières avant le prélèvement.

Tests hormonaux :
Une fois l'échantillon de sang recueilli, il est envoyé au laboratoire pour analyse. Voici quelques-uns des tests hormonaux les plus courants :

- Test de la thyroïde :
    - TSH (hormone thyréotrope) : Pour évaluer le fonctionnement de la thyroïde.
    - T3 et T4 (hormones thyroïdiennes) : Mesure les niveaux d'hormones produites par la glande thyroïde.
- Tests surrénaliens :
    - Cortisol : Une hormone produite par les glandes surrénales, particulièrement importante dans la réponse au stress.
    - Aldostérone et rénine : Utiles pour évaluer l'équilibre hydrosalin et la pression artérielle.
- Tests de reproduction :
    - LH et FSH : Hormones gonadotropes impliquées dans la reproduction.
    - Œstradiol, progestérone, testostérone : Hormones sexuelles féminines et masculines.
- Tests pancréatiques :
    - Insuline et peptide C : Pour évaluer la fonction des cellules bêta du pancréas.
    - Glucose : Pour diagnostiquer ou surveiller le diabète.
- Autres tests :
    - Parathormone (PTH) : En lien avec les glandes parathyroïdes et le métabolisme du calcium.
    - Hormone de croissance : Importante pour la croissance et le métabolisme.

Une fois les analyses terminées, les résultats sont interprétés par l'endocrinologue qui évalue si les niveaux hormonaux sont dans la plage normale ou s'ils suggèrent un déséquilibre ou une affection. Ces informations sont essentielles pour poser un diagnostic précis et orienter la prise en charge du patient.

Administration des traitements.

L'administration des traitements en endocrinologie est une tâche délicate qui nécessite une compréhension approfondie des affections endocriniennes et des médicaments utilisés pour les traiter. Les hormones, par nature, jouent un rôle régulateur dans le corps, et leur remplacement ou leur modulation doit être effectué avec précision pour éviter des déséquilibres qui pourraient être préjudiciables.

1. Modes d'administration :
- **Oralement** : De nombreux traitements endocriniens sont administrés par voie orale sous forme de comprimés ou de gélules, comme les hormones thyroïdiennes ou certains médicaments pour le diabète.
- **Injection** : Certains traitements, comme l'insuline ou l'hormone de croissance, sont administrés par injection, que ce soit sous-cutanée, intramusculaire ou, plus rarement, intraveineuse.
- **Pompes à perfusion** : Par exemple, les pompes à insuline qui administrent continuellement de l'insuline à un taux basique et délivrent des doses supplémentaires au moment des repas.
- **Implants et dispositifs à libération prolongée** : Comme les implants de testostérone ou les dispositifs intra-utérins qui libèrent des progestatifs.
- **Topiquement** : Sous forme de gels ou de patchs, comme certains traitements à base de testostérone ou d'œstrogène.

2. Dosage :
La précision du dosage est essentielle. Une surdose ou une sous-dose peut avoir des conséquences sérieuses. La surveillance régulière des taux sanguins d'une hormone ou d'un médicament peut être nécessaire pour ajuster le dosage.

3. Suivi et adaptation :

L'efficacité et la tolérance du traitement doivent être surveillées régulièrement. Cela peut impliquer des prises de sang, des examens physiques et des discussions avec le patient pour identifier tout effet secondaire ou symptôme persistant.

4. Éducation du patient :

Il est crucial d'instruire le patient sur l'importance de prendre le traitement comme prescrit, de reconnaître les signes de surdose ou de sous-dose, et de savoir quand consulter. Pour certains traitements, comme l'insuline, le patient peut également avoir besoin d'une formation sur la technique d'injection.

5. Interactions médicamenteuses :

Les hormones peuvent interagir avec d'autres médicaments que le patient pourrait prendre. Il est donc essentiel de surveiller ces interactions et d'ajuster les traitements en conséquence.

6. Aspects psychologiques :

La prise d'hormones peut avoir des effets sur l'humeur et le comportement. Il est important de surveiller et de soutenir le patient dans ces aspects, en collaboration avec d'autres professionnels de santé si nécessaire.

L'administration des traitements en endocrinologie est une tâche complexe qui nécessite une attention constante, une expertise médicale et une collaboration étroite avec le patient. Chaque patient est unique, et le traitement doit être personnalisé en conséquence pour garantir les meilleurs résultats possibles.

La prévention des complications.

La prévention des complications est un aspect essentiel de la prise en charge des troubles endocriniens. Étant donné la nature régulatrice des hormones sur de nombreuses fonctions corporelles, les déséquilibres ou les traitements inappropriés peuvent entraîner une série de complications, parfois graves. Ainsi, adopter des stratégies préventives s'avère fondamental.

1. Éducation et formation du patient :
Une des premières étapes pour prévenir les complications est d'assurer que le patient est bien informé sur sa maladie, les traitements prescrits, et les comportements à adopter. Par exemple, un patient diabétique doit être formé à l'auto-surveillance glycémique, à l'ajustement de sa dose d'insuline, à la reconnaissance des signes d'hyperglycémie ou d'hypoglycémie, et à la manière d'intervenir.

2. Suivi médical régulier :
Un suivi rapproché permet d'identifier et de traiter rapidement les dérèglements potentiels. Cela peut inclure des consultations régulières avec un endocrinologue, des tests sanguins périodiques et d'autres examens diagnostiques.

3. Adhésion thérapeutique :
Il est essentiel que les patients suivent le plan de traitement prescrit, qu'il s'agisse de prendre des médicaments, d'adopter des modifications du mode de vie ou de suivre d'autres recommandations médicales. La non-adhérence peut augmenter considérablement le risque de complications.

4. Modes de vie sains :
De nombreux troubles endocriniens, comme le diabète de type 2 ou l'ostéoporose, peuvent être influencés par le

mode de vie. Encourager une alimentation équilibrée, une activité physique régulière, une limitation de la consommation d'alcool et du tabagisme peut aider à prévenir les complications.

5. Coordination des soins :
La collaboration entre différents professionnels de santé, tels que médecins généralistes, endocrinologues, diététiciens, infirmiers spécialisés, psychologues, entre autres, peut assurer une prise en charge holistique du patient.

6. Identification et gestion des facteurs de risque :
Cela peut inclure le contrôle de la pression artérielle, la gestion du poids, la surveillance du profil lipidique, et d'autres mesures pour réduire les risques associés à certaines affections endocriniennes.

7. Vaccinations et prévention des infections :
Par exemple, les patients diabétiques sont plus susceptibles aux infections. Ainsi, des vaccinations régulières, comme le vaccin contre la grippe ou la vaccination antipneumococcique, peuvent être recommandées.

8. Sensibilisation à l'importance du suivi :
Motiver les patients à participer activement à leur prise en charge, à reconnaître l'importance des visites de suivi et à ne pas négliger les symptômes inhabituels.

La prévention des complications en endocrinologie est une démarche proactive qui implique à la fois les professionnels de santé et les patients. Elle repose sur une éducation solide, un suivi régulier, une adhésion thérapeutique et une prise en charge globale, visant à garantir une qualité de vie optimale pour le patient tout en minimisant les risques associés à la maladie et au traitement.

L'éducation thérapeutique du patient.

L'éducation thérapeutique du patient est un voyage collaboratif entre le professionnel de santé et le patient, axé sur l'autonomisation et la prise en charge active de sa santé. Elle va bien au-delà de la simple transmission d'informations; elle vise à équiper le patient des compétences et des connaissances nécessaires pour gérer sa maladie, améliorer sa qualité de vie et prévenir les complications.
Au cœur de cette démarche éducative se trouve la reconnaissance de l'individu non pas comme un simple récepteur d'instructions, mais comme un acteur à part entière de son parcours de soins. C'est dans ce contexte que le dialogue s'instaure, riche et bidirectionnel, où le patient est encouragé à poser des questions, à partager ses inquiétudes, et à exprimer ses besoins et aspirations liés à sa condition.

L'éducation thérapeutique ne se limite pas à la compréhension de la maladie ou du traitement prescrit. Elle englobe également la capacité à reconnaître et à agir face aux symptômes, à comprendre l'importance de l'adhésion thérapeutique, à gérer les aspects psychologiques et émotionnels de la maladie, et à adopter des modes de vie sains. Chaque session éducative est donc une opportunité pour le patient d'acquérir ou de renforcer ces compétences, tout en s'appuyant sur le soutien et l'expertise de l'équipe soignante.

Le rôle du professionnel de santé dans ce processus est crucial. En plus de transmettre des informations précises et à jour, il doit aussi être à l'écoute, faire preuve d'empathie, adapter son discours au niveau de compréhension du patient et encourager la participation active de ce dernier. Il s'agit d'un échange respectueux où le patient se sent valorisé et soutenu.

À mesure que le patient s'immerge dans cette démarche éducative, les bénéfices deviennent manifestes. L'autonomie accrue face à la gestion de la maladie, la réduction des hospitalisations et des complications, l'amélioration de la qualité de vie et une meilleure satisfaction face aux soins reçus ne sont que quelques-uns des nombreux avantages.

L'éducation thérapeutique du patient est une danse harmonieuse, où le savoir-faire clinique se mêle à l'humanité, et où chaque pas, chaque mouvement, est orienté vers un objectif ultime : le bien-être et l'épanouissement du patient face à sa condition.

Chapitre 4 :
PATHOLOGIES ET PRISES EN CHARGE

Le diabète sucré :
une épidémie mondiale.

• Comprendre la maladie.

Le diabète sucré est une affection qui suscite beaucoup d'attention, et pour cause : il s'agit d'une maladie chronique en pleine expansion à l'échelle mondiale, touchant des millions de personnes de tous âges et de tous horizons. Comprendre cette maladie, c'est d'abord plonger dans le fonctionnement intime de notre corps, à la rencontre des mécanismes qui régulent le niveau de sucre dans notre sang.

Au cœur de notre organisme, le pancréas joue un rôle phare. Cette glande, nichée derrière l'estomac, produit une hormone essentielle : l'insuline. Tel un chef d'orchestre, l'insuline donne le tempo et régule la quantité de glucose, ou sucre, dans le sang. Après avoir mangé, lorsque notre alimentation est transformée en glucose, c'est l'insuline qui entre en jeu pour permettre aux cellules de notre corps d'utiliser ce glucose comme source d'énergie ou de le stocker pour une utilisation ultérieure.

Le diabète sucré survient lorsque ce processus délicat est perturbé. Il en existe principalement deux types :

• **Le diabète de type 1** : Ici, le corps ne produit pas ou peu d'insuline car les cellules du pancréas qui la produisent sont détruites par le système immunitaire du patient. Cette forme de diabète apparaît généralement chez les jeunes, d'où son ancien nom de "diabète juvénile". Les raisons exactes de cette destruction auto-immune sont encore étudiées, mais des facteurs génétiques et environnementaux semblent être impliqués.

•   **Le diabète de type 2** : Bien plus courant, ce type de diabète se caractérise par une résistance à l'insuline. Cela signifie que, même si le pancréas produit de l'insuline, le corps n'y répond pas efficacement. Avec le temps, le pancréas peut ne plus produire suffisamment d'insuline pour maintenir une glycémie normale. Cette forme de diabète est souvent associée à l'âge, à l'obésité, à la sédentarité et à des facteurs génétiques.

Les conséquences d'une glycémie non contrôlée sont nombreuses et peuvent affecter presque tous les organes. Les complications à long terme comprennent des problèmes cardiaques, rénaux, oculaires et nerveux, entre autres. De plus, les plaies peuvent mettre plus de temps à cicatriser, et le risque d'infections est augmenté.
Les symptômes courants du diabète, qu'il soit de type 1 ou 2, incluent une soif intense, une miction fréquente, une fatigue persistante, une perte de poids inexpliquée (plus courante dans le type 1), des troubles de la vision et une faim excessive.

La prise en charge du diabète repose sur une combinaison de médicaments (comme l'insuline ou les antidiabétiques oraux), une alimentation équilibrée, une activité physique régulière et une surveillance attentive de la glycémie.
En somme, le diabète sucré est un défi médical et sociétal majeur. Sa compréhension et sa gestion nécessitent une approche globale et multidisciplinaire, mettant le patient au centre des préoccupations, tout en s'appuyant sur les avancées scientifiques et médicales pour offrir une prise en charge toujours plus personnalisée et efficace.

• Soins et interventions.

Les soins et interventions liés au diabète sucré constituent un volet essentiel de la prise en charge de cette maladie complexe. La clé réside dans l'approche globale et individualisée pour chaque patient, garantissant une optimisation du contrôle glycémique tout en préservant la qualité de vie.

1. Surveillance de la glycémie :
Il s'agit de l'élément central du suivi du diabète. La mesure régulière de la glycémie, que ce soit par des appareils de mesure à domicile, des capteurs en continu ou des tests en laboratoire comme l'HbA1c (qui donne une moyenne du taux de glucose sur 3 mois), permet d'ajuster le traitement et de prévenir les complications.

2. Médicaments antidiabétiques :
- **Insulinothérapie** : Pour les patients atteints de diabète de type 1 et certains patients atteints de diabète de type 2, l'administration d'insuline est indispensable. Elle peut être administrée par des injections classiques ou par des pompes à insuline.
- **Antidiabétiques oraux** : Utilisés principalement pour le diabète de type 2, ils agissent de diverses manières, comme augmenter la sécrétion d'insuline, améliorer la sensibilité à l'insuline ou ralentir l'absorption du glucose par l'intestin.

3. Conseils diététiques :
Un régime équilibré et adapté est fondamental pour la gestion du diabète. L'accent est mis sur une alimentation riche en fibres, faible en sucres simples, avec un apport contrôlé en glucides complexes. Un diététicien spécialisé peut fournir des conseils précieux sur les choix alimentaires, les portions et la prise en compte de l'impact des repas sur la glycémie.

4. Activité physique :
L'exercice régulier contribue à améliorer la sensibilité à l'insuline, à contrôler la glycémie et à maintenir un poids santé. Les recommandations sont individualisées en fonction des capacités et préférences de chaque patient.

5. Prévention et gestion des complications :
Cela inclut des consultations régulières avec des spécialistes tels qu'ophtalmologues pour surveiller la rétinopathie diabétique, des podiatres pour les soins des pieds, ou des néphrologues pour la surveillance de la fonction rénale.

6. Éducation thérapeutique :
Apprendre aux patients à gérer leur maladie, à ajuster leur traitement, à reconnaître et à traiter les épisodes d'hypo ou d'hyperglycémie, ainsi qu'à adopter des comportements bénéfiques pour leur santé.

7. Soutien psychologique :
Face à un diagnostic chronique, il est essentiel d'aborder l'aspect émotionnel. Le soutien psychologique, que ce soit individuellement ou en groupe, peut aider à gérer le stress, l'anxiété ou la dépression associés à la maladie.

8. Innovations technologiques :
De nos jours, il existe des outils comme les moniteurs de glycémie en continu, les applications mobiles de suivi, ou les pompes à insuline intelligentes qui peuvent grandement améliorer la gestion du diabète.

Chaque intervention ou soin est adapté à la singularité du patient, à son type de diabète, à ses besoins et à son mode de vie. La collaboration étroite entre le patient, l'endocrinologue et toute l'équipe médicale est la pierre angulaire d'une prise en charge réussie du diabète sucré, avec pour objectif un équilibre glycémique optimal et une vie pleine et épanouissante.

• Gestion des hypoglycémies et hyperglycémies.

La gestion des hypoglycémies et hyperglycémies est cruciale pour les personnes atteintes de diabète. Ces fluctuations glycémiques peuvent avoir des conséquences allant de légèrement inconfortables à potentiellement mortelles si elles ne sont pas traitées rapidement et efficacement.

Hypoglycémie :
L'hypoglycémie se produit lorsque le taux de glucose dans le sang est anormalement bas, généralement en dessous de 70 mg/dL, bien que ce seuil puisse varier d'une personne à l'autre.

- **Symptômes courants** : Tremblements, sueurs, vertiges, faim, irritabilité, palpitations, confusion, faiblesse, difficultés d'élocution, somnolence, et dans les cas graves, perte de conscience ou convulsions.
  - Gestion :
  - La règle des "15" est souvent enseignée : consommer 15 grammes de glucides à action rapide (par exemple, 3-4 morceaux de sucre, un verre de jus d'orange ou une gelée de glucose) puis vérifier la glycémie après 15 minutes. Si elle reste basse, reconsommer 15g de glucides.
  - Éviter de manger des aliments riches en graisses pour corriger une hypoglycémie car ils ralentissent l'absorption du glucose.
  - Une fois que la glycémie est stabilisée, si le prochain repas est à plus d'une heure, consommer un en-cas équilibré pour éviter une autre hypoglycémie.

Hyperglycémie :
L'hyperglycémie se réfère à un taux de glucose sanguin anormalement élevé. Bien qu'il puisse y avoir des

variations individuelles, elle est généralement considérée comme présente lorsque la glycémie dépasse 180 mg/dL après un repas.

- **Symptômes courants** : Soif excessive, mictions fréquentes, fatigue, vision floue, lente cicatrisation des plaies, et dans les cas graves, une respiration rapide, une odeur fruitée de l'haleine, et une perte de conscience.
  - Gestion :
  - Vérifier régulièrement la glycémie et ajuster le traitement en fonction des recommandations du médecin.
  - Boire beaucoup d'eau pour aider à éliminer l'excès de glucose par l'urine.
  - Éviter les boissons sucrées ou les aliments qui pourraient augmenter encore plus la glycémie.
  - Consulter un médecin si la glycémie reste élevée ou si des symptômes de cétose (odeur fruitée de l'haleine, nausées, vomissements, douleurs abdominales) se développent.

Pour les deux situations, il est essentiel d'être bien informé et préparé. Cela signifie avoir toujours à disposition du glucose ou une source de glucides pour traiter une hypoglycémie, ou avoir des moyens de vérifier sa glycémie en cas de symptômes d'hyperglycémie. De plus, une communication régulière avec les professionnels de santé et une éducation diabétique continue peuvent aider à prévenir et à gérer efficacement ces épisodes glycémiques.

Les troubles de la thyroïde.

• Hyperthyroïdie et hypothyroïdie.

L'hyperthyroïdie et l'hypothyroïdie sont deux troubles courants du système endocrinien qui affectent la fonction de la glande thyroïde, un organe en forme de papillon situé à la base du cou. Cette glande produit des hormones thyroïdiennes, principalement la thyroxine (T4) et la triiodothyronine (T3), qui jouent un rôle clé dans la régulation du métabolisme énergétique du corps.

Hyperthyroïdie :
Lorsqu'on parle d'hyperthyroïdie, on évoque une surproduction d'hormones thyroïdiennes.
- Causes courantes :
  - Maladie de Basedow (ou maladie de Graves) : une maladie auto-immune où le corps produit des anticorps qui stimulent excessivement la thyroïde.
  - Goitre multinodulaire toxique : présence de nodules ou de tumeurs non cancéreuses qui produisent trop d'hormones thyroïdiennes.
  - Thyroïdite : une inflammation de la thyroïde qui libère parfois trop d'hormones stockées.
- Symptômes courants :
  - Palpitations, tremblements, irritabilité.
  - Perte de poids inexpliquée, augmentation de l'appétit.
  - Transpiration excessive, intolérance à la chaleur.
  - Diarrhée ou selles fréquentes.
  - Yeux exorbités ou irritation oculaire (en particulier dans la maladie de Basedow).
  - Fatigue.
- Gestion et traitement :
  - Médicaments antithyroïdiens (par exemple, le méthimazole).
  - Iode radioactif pour réduire la taille et l'activité de la glande.
  - Chirurgie (thyroïdectomie) dans certains cas.
  - Bêtabloquants pour atténuer certains symptômes.

Hypothyroïdie :
Elle décrit une situation où la glande thyroïde ne produit pas suffisamment d'hormones.

- Causes courantes :
  - Thyroïdite de Hashimoto : une maladie auto-immune dans laquelle la thyroïde est progressivement détruite.
  - Traitement pour l'hyperthyroïdie (iode radioactif ou chirurgie) qui réduit trop l'activité thyroïdienne.
  - Certains médicaments, comme le lithium.
  - Manque d'iode dans l'alimentation.
- Symptômes courants :
  - Fatigue, faiblesse.
  - Prise de poids inexpliquée, difficulté à perdre du poids.
  - Peau sèche, cheveux cassants et chute de cheveux.
  - Sensation de froid.
  - Constipation.
  - Faible humeur ou dépression.
- Gestion et traitement :
  - Lévothyroxine : un médicament qui remplace l'hormone thyroïdienne manquante.
  - Surveillance régulière des niveaux d'hormones thyroïdiennes pour ajuster la dose de lévothyroxine si nécessaire.
  - Considérations diététiques pour assurer un apport suffisant en iode.

La compréhension de ces deux troubles nécessite une approche intégrée, prenant en compte non seulement les symptômes cliniques, mais aussi les besoins émotionnels et psychologiques du patient. L'adhésion au traitement, la surveillance régulière et l'éducation du patient sont essentielles pour une prise en charge optimale de l'hyperthyroïdie et de l'hypothyroïdie.

- **Cancer de la thyroïde.**

Le cancer de la thyroïde, bien que moins courant que d'autres types de cancers, a connu une augmentation de sa prévalence ces dernières années, souvent attribuée à l'amélioration des techniques de détection. La thyroïde, une glande endocrine en forme de papillon située à la base du cou, joue un rôle crucial dans la régulation du métabolisme du corps à travers la production d'hormones.

Types de cancers de la thyroïde :
- **Carcinome papillaire** : C'est le type le plus courant. Il a généralement une évolution lente et se développe dans les cellules folliculaires.
- **Carcinome folliculaire** : Moins fréquent que le carcinome papillaire, il se développe également dans les cellules folliculaires et peut se propager davantage dans le corps.
- **Carcinome médullaire** : Il débute dans les cellules C (parafolliculaires) de la thyroïde, qui produisent l'hormone calcitonine. Sa progression est généralement plus agressive que celle des carcinomes papillaires ou folliculaires.
- **Carcinome anaplasique** : C'est un type rare mais très agressif de cancer de la thyroïde qui progresse rapidement.

Symptômes :

De nombreux cancers de la thyroïde ne provoquent initialement aucun symptôme. Cependant, à mesure qu'ils évoluent, des signes peuvent apparaître :
- Une masse ou un nodule dans le cou, souvent détecté lors d'un examen physique ou par hasard lors d'une imagerie.
- Douleur au niveau de la gorge ou du cou.
- Changements de la voix, notamment une voix rauque.
- Difficulté à avaler.
- Essoufflement ou sifflements.
- Gonflement des ganglions lymphatiques du cou.

Diagnostic :
- **Échographie de la thyroïde** : C'est la première étape pour évaluer la taille et la structure des nodules.
- **Biopsie à l'aiguille fine** : Permet d'analyser des échantillons de tissu thyroïdien pour détecter la présence de cellules cancéreuses.
- **Tests sanguins** : Pour évaluer le fonctionnement de la thyroïde et mesurer les niveaux d'hormones thyroïdiennes.
- **Scintigraphie thyroïdienne** : Utilisée pour déterminer la nature "chaude" ou "froide" d'un nodule, ce qui peut aider à déterminer s'il est probablement bénin ou malin.

Traitement :
Le traitement dépend du type et du stade du cancer, ainsi que de la santé générale du patient :
- **Chirurgie** : La thyroïdectomie totale ou partielle est couramment réalisée pour enlever tout ou partie de la thyroïde.
- **Thérapie à l'iode radioactif (RAI)** : Utilisée après la chirurgie pour détruire les éventuelles cellules thyroïdiennes restantes.
- **Thérapie hormonale** : Pour remplacer les hormones thyroïdiennes et inhiber la sécrétion de TSH, qui pourrait stimuler la croissance des cellules cancéreuses.
- **Radiothérapie ou chimiothérapie** : Généralement réservées aux cancers plus agressifs ou avancés.

Pronostic :
Le pronostic du cancer de la thyroïde est généralement favorable, en particulier pour les individus jeunes et pour les cancers détectés à un stade précoce. Les carcinomes papillaires et folliculaires sont souvent curables, tandis que les carcinomes médullaires et anaplasiques présentent des défis plus importants.

La prévention, la détection précoce et une prise en charge adaptée sont essentielles pour assurer la meilleure issue possible pour les personnes atteintes d'un cancer de la thyroïde. La recherche continue également d'apporter des avancées dans la compréhension et le traitement de cette maladie.

• Suivi post-opératoire.

Le suivi post-opératoire est une étape cruciale après toute intervention chirurgicale, y compris la chirurgie de la thyroïde. Il vise à surveiller la récupération du patient, à détecter et à gérer d'éventuelles complications, et à s'assurer que les objectifs du traitement sont atteints, en particulier dans le contexte d'une intervention pour un cancer de la thyroïde.

1. Surveillance immédiate :
   - **Douleur** : La douleur et l'inconfort au site de l'incision sont courants et peuvent être gérés avec des analgésiques prescrits.
   - **Fonction vocale** : La chirurgie thyroïdienne peut parfois affecter les nerfs laryngés, il est donc important de surveiller toute modification de la voix ou difficulté à parler.
   - **Calcémie** : Les niveaux de calcium peuvent chuter si les glandes parathyroïdes adjacentes à la thyroïde sont endommagées pendant la chirurgie, provoquant des engourdissements, des picotements ou des crampes musculaires.

2. Suivi à moyen et long terme :
   - **Cicatrisation** : Le chirurgien évaluera la cicatrice, s'assurant qu'elle guérit correctement et proposant éventuellement des traitements ou des recommandations pour minimiser son apparence.
   - **Fonction thyroïdienne** : Après une thyroïdectomie totale, le patient devra probablement prendre un médicament substitutif thyroïdien à vie. Des tests sanguins réguliers permettront d'ajuster la dose.

- **Surveillance du cancer** : Pour ceux qui ont subi une chirurgie pour un cancer de la thyroïde, le suivi est essentiel pour détecter une éventuelle récidive. Cela pourrait inclure des tests sanguins pour mesurer les niveaux de thyroglobuline, des échographies, et parfois des scintigraphies thyroïdiennes.
- **Thérapie à l'iode radioactif** : Certains patients peuvent nécessiter un traitement post-opératoire à l'iode radioactif pour éliminer les cellules thyroïdiennes résiduelles ou traiter un cancer récurrent.

3. Complications et gestion :
- **Hypocalcémie** : Si les glandes parathyroïdes ont été touchées, des suppléments de calcium et de vitamine D peuvent être nécessaires.
- **Complications vocales** : Des thérapies vocales peuvent être proposées si le patient présente des problèmes persistants avec sa voix.
- **Lymphœdème** : Une accumulation de liquide lymphatique peut parfois survenir dans le cou, nécessitant une physiothérapie ou d'autres interventions.

4. Support émotionnel et psychologique :
La chirurgie et le diagnostic du cancer peuvent être émotionnellement éprouvants. La prise en charge psychologique, par le biais de séances de thérapie, de groupes de soutien ou de consultations avec des spécialistes, peut être bénéfique.

5. Éducation et autonomisation du patient :
Fournir des informations détaillées sur la prise en charge post-opératoire, la reconnaissance des signes de complications, l'importance de la prise régulière de médicaments, et les recommandations diététiques.
Le suivi post-opératoire est une collaboration entre le patient et l'équipe médicale, axée sur le rétablissement, la prévention des complications et la garantie d'une qualité

de vie optimale. Chaque étape, de la surveillance immédiate aux contrôles réguliers à long terme, est essentielle pour assurer les meilleurs résultats pour le patient.

Les affections des glandes surrénales, hypophyse et parathyroïdes.

Les glandes endocrines jouent un rôle fondamental dans la régulation des fonctions corporelles par la production d'hormones. Parmi elles, les glandes surrénales, l'hypophyse et les parathyroïdes sont essentielles à l'équilibre physiologique. Les affections qui touchent ces glandes peuvent entraîner une série de désordres métaboliques.

Glandes surrénales :
Situées au-dessus de chaque rein, elles produisent plusieurs hormones, dont le cortisol, l'aldostérone et les androgènes.

- **Hyperfonctionnement (ou hypercorticisme)** : Communément appelé syndrome de Cushing, il se caractérise par une surproduction de cortisol. Symptômes : obésité centrée sur le tronc, visage arrondi, vergetures pourpres, faiblesse musculaire et osseuse, hypertension.
- **Hypofonctionnement (ou insuffisance surrénalienne)** : Connue sous le nom de maladie d'Addison, elle résulte d'une production insuffisante de cortisol et souvent d'aldostérone. Symptômes : fatigue, perte de poids, taches sombres sur la peau, faible tension artérielle.

Hypophyse :
Située à la base du cerveau, cette petite glande est souvent surnommée la "glande maîtresse" car elle régule de nombreuses autres glandes endocrines.

- **Adénome hypophysaire** : Une tumeur bénigne qui peut presser sur les tissus avoisinants ou produire un excès d'hormones. Les symptômes dépendent de l'hormone en excès.
- **Insuffisance hypophysaire** : Une production réduite d'une ou plusieurs hormones hypophysaires. Les symptômes dépendent de quelle hormone est insuffisante.

Parathyroïdes :
Quatre petites glandes situées derrière la thyroïde, elles régulent le calcium et le phosphate dans le corps.

- **Hyperparathyroïdie** : Elle se traduit par une surproduction de parathormone, ce qui augmente les niveaux de calcium. Symptômes : faiblesse osseuse, calculs rénaux, douleurs abdominales et fatigue.
- **Hypoparathyroïdie** : Une production insuffisante de parathormone, entraînant des faibles niveaux de calcium dans le sang. Symptômes : crampes musculaires, picotements, spasmes musculaires, cheveux secs, ongles cassants.

La prise en charge de ces affections dépend de leur cause sous-jacente et des symptômes associés. Elle peut inclure des médicaments pour remplacer ou inhiber la production d'hormones, des interventions chirurgicales pour enlever des tumeurs ou des glandes, et des thérapies ciblées pour traiter des symptômes spécifiques.

La complexité de ces affections souligne l'importance d'une approche multidisciplinaire dans la prise en charge, impliquant endocrinologues, chirurgiens, radiologues et d'autres spécialistes pour garantir le meilleur résultat possible pour chaque patient. La surveillance régulière est également essentielle, car l'équilibre hormonal est délicat et les besoins des patients peuvent évoluer avec le temps.

Chapitre 5 :
COMMUNICATION ET COLLABORATION

Communiquer efficacement
avec les patients et leur famille.

La communication avec les patients et leurs familles est un art délicat qui s'entrelace profondément avec la science de la médecine. Dans le tumulte des hôpitaux, des cliniques et des cabinets médicaux, où la technologie, les diagnostics et les traitements sont au premier plan, il est crucial de ne pas négliger l'aspect humain de la guérison. Les mots que nous choisissons, le ton que nous employons, et même notre langage corporel peuvent avoir un impact significatif sur la manière dont le patient perçoit son état de santé, adhère à son traitement, et, in fine, guérit.

Établir un lien de confiance est la première étape. Cela commence par une écoute active, en accordant une attention pleine et entière à ce que le patient ou sa famille exprime. Il s'agit de déchiffrer non seulement les mots, mais aussi les émotions sous-jacentes : la peur, l'incertitude, l'espoir. En validant ces sentiments, nous humanisons l'expérience médicale et reconnaissons que, derrière chaque patient, se trouve une histoire, des rêves, des craintes et des aspirations.

Il est également essentiel de fournir des informations claires et compréhensibles. Les termes médicaux peuvent parfois ressembler à une langue étrangère pour ceux qui ne sont pas initiés. Simplifier le jargon, utiliser des analogies ou des métaphores et s'assurer que le patient et sa famille ont une compréhension claire de l'état de santé, du plan de traitement et des éventuels effets secondaires ou complications est primordial.

Mais communiquer ne signifie pas seulement parler ; cela signifie aussi poser des questions et encourager les patients et leurs familles à poser les leurs. En créant un dialogue ouvert, on permet aux inquiétudes d'être exprimées et aux incertitudes d'être clarifiées.

La communication est aussi affaire de non-dits. Parfois, un toucher rassurant, un moment de silence ou un simple geste d'empathie peuvent transmettre plus que des mots. Il est également essentiel d'être conscient des différences culturelles, des croyances et des valeurs qui peuvent influencer la perception de la maladie et du traitement.

Enfin, la collaboration est la clé. Chaque patient est unique, tout comme sa famille. En travaillant ensemble, en formant une équipe, médecins, infirmiers, patients et familles peuvent s'assurer que les soins prodigués sont non seulement techniquement adéquats, mais aussi profondément humains.

Communiquer efficacement avec les patients et leurs familles n'est pas un luxe, mais une nécessité. C'est le cœur de la médecine, et peut-être l'outil de guérison le plus puissant à notre disposition.

La gestion des cas complexes : coordination avec d'autres services.

Dans l'univers médical, où chaque spécialité aborde des facettes distinctes de la santé, la prise en charge des cas complexes requiert souvent une coordination étroite entre différents services. Cette collaboration interdisciplinaire est cruciale pour fournir des soins holistiques, assurer une transition fluide des soins, éviter les doublons et optimiser l'utilisation des ressources.

Les cas complexes sont généralement définis par une combinaison de multiples problèmes de santé, qui peuvent être à la fois chroniques et aigus, physiques et psychologiques. Par exemple, un patient atteint de diabète, d'hypertension, de dépression et qui vient de subir une chirurgie nécessite l'expertise de plusieurs spécialistes : un endocrinologue, un cardiologue, un psychiatre, un chirurgien et probablement d'autres professionnels de santé.

Au cœur de la gestion de ces cas se trouve le rôle pivot du médecin traitant ou de l'infirmière de coordination. Ils jouent souvent le rôle de "chef d'orchestre", établissant le plan de soins, veillant à ce que toutes les interventions nécessaires soient programmées et suivies, et assurant la communication entre tous les spécialistes concernés.

Mais ce n'est pas tout. Au-delà des consultations spécialisées, la coordination implique souvent aussi des services de rééducation ou de physiothérapie, des diététiciens, des travailleurs sociaux, des psychologues, et parfois des services plus spécialisés comme l'oncologie, la néphrologie ou la cardiologie. Lorsqu'un patient est hospitalisé, cette coordination s'étend à l'équipe du service, incluant les infirmières, les aides-soignants, les pharmaciens et d'autres professionnels de santé.

La communication est donc le pilier de cette coordination. Elle doit être claire, précise, et centrée sur le patient. Les dossiers médicaux électroniques, les réunions multidisciplinaires et les systèmes de référence structurés sont des outils essentiels pour faciliter cette communication.

Cependant, aussi importants que soient ces outils, ils ne remplacent pas l'élément humain. La capacité d'écouter, de comprendre les perspectives des autres spécialistes, et surtout, de mettre le patient au centre de toutes les décisions, est ce qui différencie une simple coordination d'une coordination efficace.

La gestion des cas complexes à travers une coordination inter-services est un défi qui nécessite à la fois une expertise technique et des compétences relationnelles. C'est un ballet délicat, où chaque acteur doit connaître son rôle et être prêt à s'adapter en fonction des besoins du patient. Mais lorsque cela est fait correctement, les résultats peuvent être transformateurs, offrant aux patients une prise en charge globale qui répond à toutes leurs préoccupations et besoins.

Chapitre 6 :
L'ENDOCRINOLOGIE PÉDIATRIQUE

Les défis spécifiques
des enfants et adolescents.

S'occuper d'enfants et d'adolescents présente des défis uniques qui vont bien au-delà de ceux rencontrés avec les adultes. Non seulement leur corps et leur esprit sont en constante évolution, mais ils doivent également naviguer dans le tumulte des transitions de vie, tout en essayant de comprendre leur propre identité et leur place dans le monde.

1. Croissance et développement : Contrairement aux adultes, les enfants sont en constante croissance et développement. Cela signifie que leurs besoins médicaux, nutritionnels et émotionnels peuvent changer rapidement. Les médicaments et les traitements doivent souvent être ajustés en fonction de leur taille et de leur âge, et ce qui fonctionne à un moment donné peut ne pas être approprié quelques mois plus tard.

2. Communication : Les enfants et les adolescents n'ont pas toujours les capacités ou le vocabulaire pour exprimer leurs sentiments, leurs douleurs ou leurs préoccupations. Il faut donc souvent lire entre les lignes, utiliser des techniques de communication adaptées à leur âge, et parfois se fier davantage à l'observation qu'aux paroles.

3. Consentement et autonomie : Trouver le juste équilibre entre le respect de l'autonomie d'un adolescent et la nécessité d'obtenir le consentement parental peut être complexe, surtout en ce qui concerne des questions sensibles comme la santé sexuelle, la santé mentale ou les soins liés à la transition de genre.

4. Problèmes spécifiques à l'adolescence : Les adolescents font face à une myriade de défis uniques, tels que la pression des pairs, les préoccupations liées à l'image corporelle, l'expérimentation de substances, les conflits identitaires et les défis académiques. Ces questions peuvent influencer et être influencées par leur santé globale.

5. Impact familial : La maladie ou le trouble d'un enfant ou d'un adolescent a souvent un impact sur toute la famille. Les parents peuvent se sentir coupables, frustrés ou dépassés. Les frères et sœurs peuvent ressentir de la jalousie ou être négligés. Le soutien familial est donc crucial, tout comme la prise en compte de la dynamique familiale dans le plan de soins.

6. Continuité des soins : À mesure que les enfants grandissent, ils doivent souvent passer de services pédiatriques spécialisés à des services pour adultes. Cette transition peut être déroutante et stressante pour les jeunes patients qui ont construit des relations de confiance avec leurs prestataires pédiatriques.

7. Questions socio-économiques et éducatives : Les problèmes de santé des enfants et des adolescents peuvent affecter leur scolarité, leurs relations sociales et leurs activités extrascolaires. Il est crucial d'intégrer une approche holistique pour s'assurer qu'ils ne sont pas seulement "en bonne santé", mais qu'ils peuvent également prospérer dans leur environnement quotidien.

Pour relever ces défis, il est impératif d'adopter une approche centrée sur l'enfant et la famille, où les soins sont adaptés aux besoins uniques de chaque patient, en tenant compte à la fois de son stade de développement et de son contexte socioculturel. Cela nécessite une formation spécialisée, beaucoup d'empathie et la capacité de collaborer étroitement avec une équipe multidisciplinaire.

Transition de l'endocrinologie pédiatrique à l'endocrinologie adulte.

La transition de l'endocrinologie pédiatrique à l'endocrinologie adulte est une étape critique pour de nombreux jeunes patients atteints de troubles endocriniens. Cette transition ne concerne pas seulement le passage d'un médecin ou d'un environnement à un autre, mais implique un changement profond dans la manière dont le patient est impliqué dans ses soins, ainsi que dans les attentes et les responsabilités qui lui incombent.

1. Préparation à la transition :
La préparation à cette transition doit commencer bien avant que le patient ne quitte le service pédiatrique. Cela signifie éduquer le jeune sur sa maladie, s'assurer qu'il comprend l'importance de son traitement, et le familiariser avec les différences entre les soins pédiatriques et adultes.

2. Responsabilité accrue :
Dans le cadre des soins pédiatriques, les parents ou tuteurs jouent un rôle central dans la prise en charge du patient. Cependant, dans le système adulte, on attend du patient qu'il prenne davantage de responsabilités, qu'il gère ses rendez-vous, ses médicaments et ses suivis.

3. Différences dans l'approche des soins :
L'endocrinologie pédiatrique se concentre souvent sur des questions liées à la croissance, au développement et à la puberté. L'endocrinologie adulte, en revanche, aborde des préoccupations qui peuvent être plus complexes, liées à la reproduction, à l'âge avancé, aux complications à long terme des affections endocriniennes et aux maladies associées qui se développent avec l'âge.

4. Besoins psychosociaux :
Les jeunes adultes peuvent avoir des préoccupations spécifiques liées à leur maladie, telles que l'impact sur leurs relations, leur sexualité, leur carrière et leur désir de

fonder une famille. Ces préoccupations nécessitent une prise en charge et un soutien adaptés.

5. Soutien continu :

La transition ne doit pas être un "saut" abrupt d'un service à l'autre, mais plutôt un processus fluide avec un soutien continu. Cela pourrait inclure des consultations conjointes avec des pédiatres et des spécialistes adultes ou des sessions d'éducation pour familiariser le patient avec le nouveau cadre des soins.

6. Coordination des soins :

Il est crucial d'assurer une communication efficace entre les équipes pédiatriques et adultes. Les dossiers médicaux, les antécédents de traitement et autres informations pertinentes doivent être transmis de manière transparente pour garantir la continuité des soins.

7. Aspects émotionnels :

Il est essentiel de reconnaître et de répondre aux aspects émotionnels de la transition. Le changement peut être anxiogène pour certains jeunes adultes, surtout s'ils ont développé des liens étroits avec leur équipe pédiatrique.

La clé pour réussir cette transition réside dans une planification et une préparation minutieuses, une communication ouverte et continue entre les équipes de soins et le patient, ainsi que dans le soutien et l'éducation du patient pour qu'il devienne un acteur actif et informé de ses propres soins. Une transition bien gérée peut jeter les bases d'une prise en charge endocrinienne réussie à l'âge adulte.

Collaboration avec les familles pour une prise en charge optimale.

La collaboration avec les familles est essentielle pour une prise en charge optimale, en particulier dans les domaines médicaux complexes comme l'endocrinologie. Les familles jouent un rôle central dans le soutien, la compréhension et l'adhésion au plan de soins, et leur implication active peut grandement influencer l'issue du traitement.

Comprendre la dynamique familiale :
Chaque famille est unique, avec sa propre dynamique, ses valeurs, ses croyances et ses préoccupations. Une première étape cruciale consiste à comprendre cette dynamique. Qui prend les décisions ? Quelles sont les sources de stress ou d'inquiétude au sein de la famille ? Quels sont leurs besoins et attentes concernant les soins ?

Éducation et information :
Fournir des informations claires, précises et compréhensibles est fondamental. Les familles doivent comprendre la maladie, le plan de traitement, les éventuels effets secondaires, et ce qu'elles peuvent faire pour soutenir le patient. L'utilisation de brochures, de vidéos, de séances d'information et d'ateliers peut être bénéfique.

Écoute active :
Il est crucial d'écouter activement les préoccupations et les questions des familles. Cette écoute permet non seulement de répondre à leurs besoins, mais aussi de construire une relation de confiance, essentielle pour une collaboration réussie.

Inclusion dans le processus décisionnel :
Les familles doivent se sentir partie prenante des décisions concernant les soins. Cela signifie les consulter, respecter leurs opinions, et parfois, trouver des compromis ou des alternatives qui correspondent à la fois aux besoins médicaux et aux préférences familiales.

Soutien émotionnel :
La maladie d'un proche peut être source d'angoisse, de stress ou de chagrin pour la famille. Fournir un soutien émotionnel, que ce soit à travers des consultations, des

groupes de soutien ou simplement en offrant une oreille attentive, est essentiel.

Coordination des soins :
Les familles peuvent être débordées, surtout si elles doivent coordonner avec plusieurs spécialistes ou services. Aider à cette coordination, en fournissant par exemple un interlocuteur unique ou en organisant des rendez-vous consécutifs, peut alléger leur fardeau.

Formation et compétences :
Parfois, les familles doivent réaliser des soins à domicile, comme administrer des médicaments ou suivre un régime spécifique. Dans ces cas, il est crucial de s'assurer qu'elles possèdent les compétences nécessaires pour le faire de manière efficace et sécurisée.

Respect des différences culturelles :
Chaque famille peut avoir ses propres croyances culturelles ou religieuses qui influencent leur perception de la maladie et du traitement. Il est essentiel de les reconnaître, de les respecter et d'y répondre de manière appropriée.

La collaboration avec les familles est une alliance. Elle exige de la patience, de l'empathie, de la communication et une volonté de voir au-delà des simples aspects médicaux pour reconnaître et répondre aux besoins humains. Quand elle est bien faite, cette collaboration peut transformer la prise en charge, en faisant de la famille un partenaire actif et engagé dans le processus de guérison.

Pathologies endocriniennes spécifiques à la pédiatrie.

Les pathologies endocriniennes en pédiatrie sont distinctes à bien des égards de celles rencontrées à l'âge adulte, car elles interviennent à des stades clés de croissance et de développement. Certaines de ces pathologies peuvent avoir des implications durables, influençant la santé à l'âge adulte. Voici un aperçu des pathologies endocriniennes courantes spécifiques à la pédiatrie :

1. Troubles de la croissance :

- **Déficit en hormone de croissance (GH)** : Cette affection résulte d'une production insuffisante d'hormone de croissance, entraînant un retard de croissance.
- **Hyperplasie congénitale des surrénales** : Elle peut affecter la croissance et le développement sexuel, due à une production anormale d'hormones par les glandes surrénales.

2. Troubles pubertaires :

- **Puberté précoce** : La puberté commence trop tôt, soit de manière isolée, soit à cause d'une production hormonale anormale.
- **Puberté retardée** : Un retard dans le début de la puberté, souvent lié à des problèmes hormonaux.

3. Troubles thyroïdiens :

- **Hypothyroïdie congénitale** : Une carence en hormones thyroïdiennes à la naissance, qui, si elle n'est pas traitée, peut entraîner des retards de développement.
- **Hyperthyroïdie** : Bien que plus rare chez les enfants, elle peut survenir, souvent en raison de la maladie de Basedow.

4. Troubles métaboliques :

- **Diabète de type 1** : C'est la forme la plus courante de diabète chez les enfants et implique une destruction auto-immune des cellules productrices d'insuline dans le pancréas.

- **Hypoglycémie néonatale** : Un faible taux de sucre dans le sang chez les nouveau-nés, qui peut être dû à des causes endocriniennes.

5. Troubles de l'os et du métabolisme minéral :

- **Rachitisme** : Souvent dû à une carence en vitamine D, il entraîne une faiblesse des os chez l'enfant.

- **Hyperparathyroïdie** : Bien que rare chez les enfants, elle peut survenir et affecter le métabolisme du calcium.

6. Troubles génétiques et syndromes :

- **Syndrome de Turner** : Un trouble génétique touchant les filles, souvent associé à une insuffisance ovarienne et à des problèmes cardiaques.

- **Syndrome de Klinefelter** : Affectant les garçons, il est associé à une hypofonction testiculaire.

7. Troubles des glandes surrénales :

- **Hyperplasie congénitale des surrénales** : Comme mentionné précédemment, elle peut entraîner une surproduction ou une sous-production de certaines hormones surrénaliennes.

8. Troubles du développement sexuel :

- **Ambiguïté génitale** : Les organes génitaux externes ne se développent pas clairement comme mâles ou femelles, souvent en raison d'anomalies hormonales.

La prise en charge de ces pathologies nécessite une équipe multidisciplinaire composée d'endocrinologues pédiatres, de chirurgiens, de psychologues et d'autres professionnels. Une détection et une intervention précoces sont cruciales pour assurer des résultats optimaux et une meilleure qualité de vie pour les enfants concernés.

Chapitre 7 :
ENDOCRINOLOGIE ET GROSSESSE

Gestion du diabète gestationnel.

Le diabète gestationnel (DG) est une forme de diabète qui survient pendant la grossesse et qui affecte la façon dont les cellules utilisent le sucre. Il peut entraîner des complications pour la mère et le bébé s'il n'est pas correctement géré. Voici une approche fluide et intégrée de la gestion du diabète gestationnel :

Le diagnostic du diabète gestationnel est souvent une surprise pour la future mère. Cette nouvelle, au milieu des joies et des angoisses de la grossesse, peut ajouter une couche d'inquiétude. Cependant, avec une prise en charge adaptée, la plupart des femmes avec DG peuvent donner naissance à un bébé en bonne santé et retrouver un taux de sucre dans le sang normal après l'accouchement.

Dès le diagnostic, il est essentiel d'établir un suivi médical étroit. Les visites prénatales deviennent plus fréquentes, permettant ainsi de surveiller de près le bien-être de la mère et du fœtus. L'auto-surveillance de la glycémie, plusieurs fois par jour, devient rapidement une routine. Ces mesures quotidiennes donnent un aperçu précieux des réactions du corps à la nourriture, à l'exercice et à d'autres facteurs.

L'alimentation joue un rôle clé dans la gestion du DG. Une consultation avec un diététicien peut aider à élaborer un régime alimentaire équilibré qui favorise une prise de poids saine pendant la grossesse tout en régulant le taux de sucre dans le sang. Des repas réguliers et des collations, riches en nutriments et faibles en glucides simples, sont souvent recommandés.

L'activité physique est une autre alliée. Une marche quotidienne, la natation ou d'autres formes d'exercices adaptés à la grossesse peuvent aider à abaisser la glycémie.

Cependant, pour certaines femmes, le régime alimentaire et l'exercice ne suffisent pas. Dans ces cas, des médicaments, comme l'insuline, peuvent être nécessaires pour maintenir une glycémie stable. L'objectif est toujours le même : protéger la santé de la mère et assurer le développement optimal du bébé.

Tout au long de la grossesse, des échographies régulières surveillent la croissance du fœtus. Ces examens aident à déterminer si le bébé grossit trop rapidement, une préoccupation courante avec le DG. La date et la méthode d'accouchement peuvent être influencées par ces observations et par le contrôle glycémique.

Une fois le bébé né, l'attention se tourne vers lui et la régulation de sa glycémie. Les bébés nés de mères ayant eu un DG peuvent présenter une hypoglycémie à la naissance, qui nécessite une surveillance et un traitement.

Pour la mère, le suivi ne s'arrête pas après l'accouchement. Il est recommandé de réaliser un test de tolérance au glucose post-partum pour s'assurer que la glycémie est revenue à la normale. De plus, les femmes qui ont développé un DG ont un risque accru de développer un diabète de type 2 plus tard dans la vie. Ainsi, un mode de vie sain et des examens réguliers sont essentiels pour la prévention.

La gestion du diabète gestationnel est un parcours qui demande vigilance et engagement, mais avec le soutien adéquat, il est tout à fait possible de traverser cette période avec confiance et optimisme pour l'avenir de la mère et de son enfant.

Troubles thyroïdiens pendant la grossesse.

Les troubles thyroïdiens pendant la grossesse sont des conditions qui affectent la glande thyroïde, une petite glande en forme de papillon située à la base du cou. La thyroïde joue un rôle crucial dans la régulation du métabolisme, de la croissance et du développement. Pendant la grossesse, une fonction thyroïdienne optimale est essentielle pour assurer la santé de la mère et le développement neurologique du fœtus.

1. Hypothyroïdie pendant la grossesse :
L'hypothyroïdie est une condition dans laquelle la thyroïde ne produit pas suffisamment d'hormones. Les symptômes peuvent être subtils et souvent confondus avec ceux typiques de la grossesse, tels que la fatigue, le gain de poids et la dépression.

- **Conséquences** : Si elle n'est pas traitée, l'hypothyroïdie peut entraîner des complications telles qu'un retard de croissance fœtale, un accouchement prématuré, une prééclampsie, une faible intelligence chez l'enfant et même des fausses couches.
- **Gestion** : Le dépistage et le traitement avec de la lévothyroxine, une hormone thyroïdienne synthétique, sont cruciaux pour normaliser les niveaux d'hormones.

2. Hyperthyroïdie pendant la grossesse :
L'hyperthyroïdie est une production excessive d'hormones thyroïdiennes. Les causes courantes pendant la grossesse incluent la maladie de Graves et la thyroïdite de Hashimoto.

- **Conséquences** : L'hyperthyroïdie non traitée peut entraîner une insuffisance cardiaque, des troubles du rythme cardiaque, des accouchements prématurés, une prééclampsie, une faible prise de poids du fœtus, une hyperactivité thyroïdienne fœtale, et, dans des cas rares, un décès fœtal.

Gestion : Le traitement dépend de la cause et de la gravité. Les antithyroïdiens, comme le propylthiouracile ou le méthimazole, peuvent être utilisés, bien que leur utilisation nécessite une surveillance attentive en raison de potentiels effets secondaires pour la mère et le fœtus.

3. Goitre pendant la grossesse :
Un goitre est un élargissement de la glande thyroïde. Il peut se développer en réponse à une demande accrue d'hormones thyroïdiennes pendant la grossesse.

Conséquences : Un goitre peut signaler un problème sous-jacent tel qu'une hypothyroïdie ou une hyperthyroïdie, mais parfois, il peut juste être dû à une carence en iode.

Gestion : L'approche dépend de la cause sous-jacente. Une supplémentation en iode peut être recommandée dans les cas de carence.

4. Thyroïdites post-partum :
Il s'agit d'une inflammation de la glande thyroïde qui survient généralement quelques mois après l'accouchement. Elle commence souvent par une phase d'hyperthyroïdie, suivie d'une hypothyroïdie avant un retour à la normale.

Conséquences : Les symptômes ressemblent à ceux du "baby blues" ou de la dépression post-partum, tels que la fatigue, l'irritabilité et les troubles de l'humeur.

Gestion : La plupart des femmes se rétablissent spontanément, mais certaines peuvent nécessiter un traitement, en particulier lors de la phase hypothyroïdienne.

La fonction thyroïdienne joue un rôle essentiel pendant la grossesse. Les troubles thyroïdiens peuvent avoir des conséquences graves pour la mère et le fœtus, d'où l'importance d'un dépistage, d'une surveillance attentive et d'une gestion adaptée à chaque stade de la grossesse.

L'importance du suivi endocrinien pré-conceptionnel.

Le suivi endocrinien pré-conceptionnel est un aspect souvent négligé mais fondamental pour les femmes qui envisagent une grossesse, en particulier celles qui sont connues pour avoir des problèmes endocriniens ou qui présentent des facteurs de risque. Ce suivi vise à s'assurer que l'équilibre hormonal est optimal pour la conception, le développement fœtal et le déroulement sans encombre de la grossesse. Voici quelques raisons qui mettent en lumière l'importance de cette démarche :

1. Optimisation de la fonction thyroïdienne :
La glande thyroïde a un rôle essentiel à jouer pendant la grossesse. Une fonction thyroïdienne sub-optimale, qu'il s'agisse d'une hypothyroïdie ou d'une hyperthyroïdie, peut affecter la fertilité et augmenter le risque de fausses couches, d'accouchement prématuré, de prééclampsie, et de troubles du développement neurologique chez le bébé.

2. Gestion du diabète :
Pour les femmes diabétiques, qu'il s'agisse du type 1, du type 2 ou du diabète MODY, il est crucial de bien équilibrer la glycémie avant et pendant la grossesse. Des taux élevés de glucose peuvent augmenter le risque de malformations congénitales, d'accouchement prématuré et d'autres complications pour le bébé.

3. Troubles des glandes surrénales :
Des conditions telles que l'hyperplasie congénitale des surrénales doivent être soigneusement gérées avant la conception pour s'assurer que la mère et le fœtus ont un équilibre hormonal approprié, minimisant ainsi le risque de complications.

4. Hyperprolactinémie :
Un taux élevé de prolactine peut interférer avec l'ovulation et donc la fertilité. Identifier et traiter la cause peut augmenter les chances de concevoir naturellement.

5. Troubles de l'ovulation liés aux hormones :
Le syndrome des ovaires polykystiques (SOPK) est une cause fréquente d'infertilité liée à un déséquilibre hormonal. Une prise en charge endocrinienne peut aider à réguler les cycles menstruels et améliorer les chances de conception.

6. Médicaments et grossesse :
Certaines médications utilisées pour traiter les troubles endocriniens ne sont pas sûres pendant la grossesse. Un endocrinologue peut aider à ajuster ou à changer les traitements avant la conception pour s'assurer qu'ils sont sans risque pour le fœtus en développement.

7. Prévention des complications :
Un suivi endocrinien permet de repérer et de gérer les risques potentiels avant qu'ils ne deviennent problématiques pendant la grossesse, prévenant ainsi les complications qui pourraient nuire à la mère ou à l'enfant.

8. Education et conseil :
Ce suivi est également une opportunité d'éduquer les futures mères sur l'importance de l'équilibre hormonal pendant la grossesse, les implications de leurs conditions endocriniennes, et les mesures qu'elles peuvent prendre pour garantir une grossesse saine.

Le suivi endocrinien pré-conceptionnel est un élément essentiel de la planification familiale pour de nombreuses femmes. Il pose les bases d'une grossesse saine en s'assurant que les conditions sont optimales pour la conception et le développement du fœtus, tout en permettant de prévenir et de gérer proactivement les risques potentiels.

Accompagnement post-partum et allaitement.

L'accompagnement post-partum est une étape déterminante pour la mère et son enfant, et les questions liées à l'endocrinologie y jouent un rôle significatif, notamment dans le cadre de l'allaitement. Ce passage délicat de la vie d'une femme, que l'on nomme couramment le "quatrième trimestre", nécessite une attention particulière pour assurer le bien-être physique et émotionnel de la mère et favoriser le développement sain du bébé.

1. L'importance des hormones dans l'allaitement :
L'allaitement est un processus fortement régulé par les hormones, principalement la prolactine et l'ocytocine. Ces hormones non seulement déclenchent la production et l'expulsion du lait, mais ont également un impact sur l'humeur et le bien-être émotionnel de la mère.

2. Les défis endocriniens post-partum :
- **Thyroïdite post-partum** : C'est une inflammation de la glande thyroïde qui peut entraîner une hyperthyroïdie suivie d'une hypothyroïdie. Elle peut affecter l'humeur et l'énergie, des aspects essentiels lors de l'ajustement à la vie avec un nouveau-né.
- **Dysfonctionnement des glandes surrénales** : Le stress de l'accouchement, couplé à la privation de

sommeil, peut affecter les glandes surrénales, impactant ainsi la capacité de la mère à gérer le stress.

3. Soutien à l'allaitement :

Médication et allaitement : Certaines femmes peuvent nécessiter des médicaments pour des conditions endocriniennes. Il est crucial de s'assurer que ces médicaments sont compatibles avec l'allaitement.

Problèmes d'allaitement liés à l'endocrinologie : Les troubles endocriniens, comme le SOPK ou certaines affections thyroïdiennes, peuvent influencer la lactation. Un soutien spécialisé peut être nécessaire pour ces femmes.

4. Aspects émotionnels et psychologiques :
L'équilibre hormonal post-partum peut grandement influencer l'humeur et le bien-être émotionnel. Les hormones, couplées aux défis physiques et émotionnels de la prise en charge d'un nouveau-né, peuvent rendre certaines femmes plus vulnérables à des troubles comme la dépression post-partum.

5. Conseils et éducation :
Il est essentiel d'informer et de conseiller les nouvelles mères sur les changements hormonaux qu'elles pourraient ressentir, comment ces changements peuvent affecter leur capacité d'allaitement, et comment les gérer.

6. Suivi médical :
Un suivi médical régulier avec un endocrinologue peut être bénéfique pour les femmes qui ont des antécédents de troubles endocriniens ou qui présentent des symptômes post-partum. Cela permet d'identifier et de traiter rapidement tout déséquilibre hormonal.

7. Collaboration multidisciplinaire :
L'accompagnement post-partum et l'allaitement peuvent nécessiter une collaboration entre plusieurs professionnels : endocrinologues, obstétriciens, pédiatres, sages-femmes, consultantes en lactation, et thérapeutes ou psychologues spécialisés dans la santé mentale post-partum.

Le post-partum est une période de profonds changements physiques et émotionnels, influencés par une cascade de fluctuations hormonales. Un accompagnement adapté, centré sur le bien-être endocrinien de la mère, est fondamental pour assurer une transition saine à cette nouvelle phase de la vie, favorisant ainsi le bien-être de la mère et la santé optimale du bébé.

Chapitre 8 :
ENDOCRINOLOGIE GÉRIATRIQUE

Les changements endocriniens avec l'âge.

Le système endocrinien, qui englobe l'ensemble des glandes et des hormones dans notre corps, joue un rôle crucial dans la régulation de nombreuses fonctions vitales. Avec l'avancée en âge, ce système, comme bien d'autres aspects de notre physiologie, subit des modifications significatives. Comprendre ces changements peut aider à anticiper et à gérer certains défis liés au vieillissement.

1. Fonction thyroïdienne :
   Avec l'âge, il est courant d'observer une légère augmentation de la TSH (hormone thyréostimulante), même si les niveaux d'hormones thyroïdiennes restent dans la plage normale.

   Le risque d'hypothyroïdie, où la glande thyroïde ne produit pas suffisamment d'hormones, augmente avec l'âge. De même, les nodules thyroïdiens sont plus courants chez les personnes âgées.

2. Hormones sexuelles :
   Chez les femmes : La ménopause, généralement vers la cinquantaine, marque la fin de la reproduction. Elle est caractérisée par une baisse significative des niveaux d'œstrogènes et de progestérone.

   Chez les hommes : Bien qu'il n'y ait pas de "ménopause" masculine équivalente, on observe une diminution progressive de la testostérone avec l'âge, parfois appelée andropause. Cette baisse peut être associée à des symptômes tels que la fatigue, une diminution de la libido, une perte de masse musculaire, et des changements d'humeur.

3. Insuline et homéostasie du glucose :
   - La résistance à l'insuline tend à augmenter avec l'âge, ce qui signifie que le corps a besoin de plus d'insuline pour réguler efficacement le taux de sucre dans le sang.
   - Cette augmentation de la résistance à l'insuline est l'une des raisons pour lesquelles le risque de développer un diabète de type 2 augmente avec l'âge.

4. Hormones de croissance et facteur de croissance analogue à l'insuline (IGF-1) :
   - La sécrétion d'hormone de croissance diminue significativement avec l'âge, ce qui entraîne une baisse des niveaux d'IGF-1. Cela peut contribuer à une perte de masse musculaire et à une augmentation de la masse graisseuse.

5. Hormones surrénales :
   - La production de DHEA et de sa forme sulfatée (DHEA-S), des précurseurs hormonaux produits par les glandes surrénales, diminue avec l'âge. On pense que cette baisse pourrait jouer un rôle dans le vieillissement et les maladies chroniques.
   - La capacité des glandes surrénales à produire du cortisol en réponse au stress peut également diminuer avec l'âge.

6. Hormone parathyroïdienne et métabolisme osseux :
   - Avec l'âge, l'absorption intestinale de calcium diminue, et les niveaux de vitamine D peuvent également chuter. En réponse, l'hormone parathyroïdienne (PTH) augmente, ce qui augmente le risque d'ostéoporose et de fractures.

7. Hormone antidiurétique (ADH) :
   - La capacité à concentrer l'urine diminue avec l'âge, en partie à cause des changements dans la production et la réponse à l'ADH. Cela peut augmenter le risque de déshydratation chez les personnes âgées.

En somme, le vieillissement est accompagné d'une série de changements endocriniens qui peuvent avoir des conséquences significatives sur la santé et le bien-être. Une compréhension approfondie de ces modifications, ainsi qu'une surveillance régulière et des interventions adaptées, peuvent aider à naviguer plus sereinement à travers les défis du vieillissement.

Gestion des maladies endocriniennes chez le patient âgé.

Gérer les maladies endocriniennes chez le patient âgé représente un défi particulier en raison des comorbidités souvent présentes, des modifications physiologiques liées à l'âge et des implications particulières de ces maladies chez les seniors. Voici une approche holistique de la prise en charge des maladies endocriniennes chez le patient âgé :

1. Hypothyroïdie :

Chez les personnes âgées, les symptômes peuvent être atypiques (comme la léthargie, la confusion, l'intolérance au froid ou même la dépression).

Lors de la mise sous traitement, il est judicieux de commencer par une faible dose de lévothyroxine et d'ajuster progressivement pour éviter des effets cardiaques indésirables.

2. Hyperthyroïdie :

Les symptômes peuvent être moins prononcés chez les personnes âgées, mais le risque d'arythmie, en particulier la fibrillation auriculaire, est plus élevé.

Les antithyroïdiens de synthèse ou le traitement par iode radioactif peuvent être envisagés en fonction de la gravité et de la cause.

3. Diabète :

La gestion du diabète chez le patient âgé doit être individualisée, en tenant compte du risque d'hypoglycémie, des comorbidités et de l'espérance de vie.

- Les objectifs glycémiques peuvent être assouplis pour éviter les hypoglycémies, surtout chez les patients ayant des antécédents de chutes ou de troubles cognitifs.

4. Ostéoporose :
- Une évaluation régulière de la densité osseuse peut aider à déterminer le risque de fracture.
- La supplémentation en calcium et en vitamine D, associée à des bisphosphonates ou à d'autres médicaments, peut être recommandée pour réduire le risque.

5. Adénomes surrénaliens :
- Ces tumeurs sont fréquemment détectées par hasard chez les personnes âgées. Il faut évaluer leur fonctionnalité et surveiller leur taille.
- Les adénomes non fonctionnels qui restent stables en taille peuvent simplement être surveillés, tandis que ceux qui sécrètent des hormones ou qui augmentent de taille peuvent nécessiter une intervention.

6. Hypogonadisme :
- La baisse de la testostérone chez l'homme âgé (parfois appelée andropause) doit être distinguée du vieillissement normal.
- La supplémentation en testostérone est controversée et doit être envisagée au cas par cas, en évaluant les bénéfices potentiels et les risques (notamment cardiovasculaires).

7. Surveillance médicamenteuse :
- Les personnes âgées sont souvent polimédiquées, ce qui augmente le risque d'interactions médicamenteuses.
- Il est essentiel de réévaluer régulièrement les médicaments, notamment ceux utilisés pour traiter les affections endocriniennes, et d'ajuster les doses si nécessaire.

8. Approche multidisciplinaire :
   - La prise en charge des maladies endocriniennes chez le patient âgé nécessite souvent une collaboration entre endocrinologues, gériatres, cardiologues, néphrologues et autres spécialistes.
   - La collaboration avec des diététiciens, des physiothérapeutes et des travailleurs sociaux peut également être bénéfique.
9. Éducation et communication :
   - Il est crucial d'éduquer les patients âgés et leurs aidants sur leurs affections endocriniennes, en leur fournissant des informations claires et adaptées.
10. Prise en compte de la qualité de vie :
   - Au-delà des chiffres et des diagnostics, il est fondamental de tenir compte de la qualité de vie du patient, de ses préférences et de ses valeurs lors de la prise de décisions thérapeutiques.

La prise en charge des maladies endocriniennes chez le patient âgé requiert une approche individualisée, prenant en compte la complexité des défis médicaux, psychologiques et sociaux spécifiques à cette population. Une communication ouverte, une éducation adaptée et une prise en charge multidisciplinaire sont essentielles pour assurer un traitement optimal et améliorer la qualité de vie.

Importance de la polypharmacie et des interactions médicamenteuses.

La polypharmacie, qui fait référence à l'utilisation simultanée de plusieurs médicaments par un patient, est une préoccupation croissante en médecine, en particulier chez les patients âgés ou ceux atteints de multiples pathologies. Si elle est parfois nécessaire pour gérer des affections complexes, la polypharmacie peut aussi entraîner une série de défis et de risques. L'un des problèmes majeurs associés à la polypharmacie est le potentiel d'interactions médicamenteuses. Voici une exploration de l'importance de la polypharmacie et des interactions médicamenteuses :

1. Augmentation du risque d'effets secondaires :
Chaque médicament a son propre profil d'effets secondaires. Lorsque plusieurs médicaments sont combinés, le risque d'expérimenter un ou plusieurs de ces effets secondaires peut augmenter.

2. Interactions médicamenteuses :
  • **Interaction pharmacodynamique** : Cela se produit lorsque deux médicaments ou plus ont des effets additifs ou antagonistes. Par exemple, si deux médicaments abaissent la tension artérielle, leur effet combiné pourrait causer une hypotension dangereuse.
  • **Interaction pharmacocinétique** : Cela se produit lorsque l'un des médicaments affecte l'absorption, la distribution, le métabolisme ou l'élimination d'un autre médicament. Par exemple, un médicament peut inhiber une enzyme du foie qui métabolise un autre médicament, conduisant à des niveaux plus élevés de ce dernier dans le sang.

3. Non-conformité médicamenteuse :
Avec un grand nombre de médicaments à prendre, la capacité du patient à suivre correctement le régime prescrit peut diminuer, menant à des omissions, des doubles doses ou d'autres erreurs.

4. Augmentation du risque de chutes :
Plusieurs médicaments, en particulier ceux qui affectent le système nerveux central (comme les sédatifs ou les antihypertenseurs), peuvent augmenter le risque de chutes chez les personnes âgées.

5. Coûts élevés :
La polypharmacie peut entraîner des coûts médicamenteux considérables pour le patient et le système de santé.

6. Risque de prescriptions en cascade :
C'est lorsque les effets secondaires d'un médicament sont interprétés à tort comme une nouvelle affection, conduisant à la prescription d'autres médicaments, aggravant ainsi la polypharmacie.

7. Difficultés de suivi :
Avec de nombreux médicaments, le suivi des doses, des horaires et des interactions potentielles peut devenir complexe pour les soignants et les professionnels de la santé.

Stratégies pour gérer la polypharmacie :
- **Examen régulier des médicaments** : Il est essentiel de revoir régulièrement tous les médicaments que prend un patient, en évaluant la nécessité et l'efficacité de chacun.
- **Prioriser les médicaments** : Lorsqu'il est possible, privilégier les médicaments essentiels et envisager de désescalader ou d'arrêter les médicaments non essentiels.
- **Éducation** : Assurer que les patients et leurs aidants comprennent l'objectif de chaque médicament, comment le prendre correctement, et être conscient des effets secondaires potentiels.
- **Utiliser des outils et des technologies** : Les piluliers, les applications de rappel et d'autres outils peuvent aider les patients à gérer leurs médicaments efficacement.

Bien que la polypharmacie puisse être nécessaire dans certains cas, elle nécessite une attention et une surveillance attentives pour minimiser les risques et maximiser les avantages. Reconnaître l'importance des interactions médicamenteuses et adopter une approche centrée sur le patient peut grandement améliorer la qualité des soins et la sécurité des patients.

Soutien à la qualité de vie et à l'autonomie.

La qualité de vie et l'autonomie sont des objectifs clés dans la prise en charge de tous les individus, en particulier pour les personnes âgées, les patients atteints de maladies chroniques ou les personnes en situation de handicap. Favoriser une bonne qualité de vie et soutenir l'autonomie implique une approche holistique qui tient compte des besoins physiques, psychologiques, sociaux et émotionnels de chaque individu. Voici quelques éléments clés à considérer dans cette démarche :

1. Évaluation globale :
    Évaluation fonctionnelle : Cela implique d'examiner la capacité de la personne à effectuer des activités quotidiennes essentielles comme se nourrir, se vêtir, se laver, ainsi que d'autres tâches plus complexes comme faire ses courses ou gérer ses finances.
    Évaluation psychologique : Identifier tout signe de dépression, d'anxiété ou d'autres problèmes de santé mentale qui pourraient affecter la qualité de vie.
2. Gestion médicale adaptée :
    Minimiser la polypharmacie lorsque c'est possible et gérer les médicaments pour éviter les effets secondaires ou les interactions qui pourraient affecter la mobilité ou la cognition.
    Assurer un suivi régulier pour gérer les conditions chroniques et prévenir les complications.

3. Physiothérapie et réadaptation :
- Des exercices adaptés peuvent aider à améliorer la force, l'équilibre et la mobilité, réduisant ainsi le risque de chutes et favorisant l'autonomie.
- La réadaptation peut être essentielle après des événements tels qu'un AVC ou une chirurgie.

4. Soutien psychologique et social :
- Offrir un accès à des thérapies ou des groupes de soutien.
- Encourager la socialisation pour combattre l'isolement, que ce soit à travers des activités de groupe, des clubs ou des événements communautaires.

5. Aides techniques et aménagements domiciliaires :
- Des dispositifs tels que des cannes, des déambulateurs, des monte-escaliers ou des barres d'appui peuvent aider à maintenir l'indépendance à domicile.
- Adapter le domicile pour le rendre accessible et sûr : par exemple, éliminer les obstacles, installer des rampes, élargir les portes pour les fauteuils roulants, etc.

6. Éducation et formation :
- Éduquer les individus sur leur condition, les médicaments qu'ils prennent et les stratégies qu'ils peuvent utiliser pour maintenir ou améliorer leur qualité de vie.
- Pour les patients atteints de maladies chroniques, tels que le diabète, offrir une formation sur la gestion de leur maladie.

7. Soutien aux aidants :
- Les aidants jouent un rôle crucial dans le maintien de la qualité de vie et de l'autonomie des individus, il est donc essentiel de les soutenir, de leur fournir des ressources et, si nécessaire, des pauses (respite care).

8. Encourager l'auto-efficacité :
   - Aider les individus à reconnaître leurs capacités et à développer des compétences pour gérer leur santé et leur bien-être peut renforcer leur confiance et leur autonomie.
9. Intégration des préférences et des valeurs individuelles :
   - La prise de décision partagée, qui tient compte des désirs, des valeurs et des préférences de chaque individu, est essentielle pour garantir que les soins sont en phase avec ce qui est le plus important pour eux.

Soutenir la qualité de vie et l'autonomie est un effort multidimensionnel qui nécessite une approche intégrée, individualisée et centrée sur la personne. La clé réside dans la compréhension des besoins uniques de chaque individu et la mise en place de stratégies adaptées pour les soutenir dans leur parcours de santé et de bien-être.

Chapitre 9 :
TECHNOLOGIES ET TÉLÉMÉDECINE
EN ENDOCRINOLOGIE

L'utilisation des pompes à insuline et des moniteurs continus de glucose.

L'évolution de la technologie médicale a conduit à des avancées significatives dans la prise en charge du diabète, en particulier avec le développement des pompes à insuline et des moniteurs continus de glucose (MCG). Ces outils, utilisés seuls ou conjointement, peuvent améliorer considérablement la gestion du diabète et la qualité de vie des patients.

1. Pompes à insuline :

Qu'est-ce qu'une pompe à insuline? Une pompe à insuline est un dispositif électronique de la taille d'un petit téléphone portable qui délivre de l'insuline en continu 24 heures sur 24. Elle remplace le besoin d'injections multiples d'insuline quotidiennes.

Avantages : Les pompes peuvent améliorer le contrôle de la glycémie en permettant des ajustements plus précis et flexibles des doses d'insuline. Elles peuvent réduire les variations extrêmes de la glycémie, diminuer le risque d'hypoglycémie nocturne et offrir une plus grande flexibilité dans la routine quotidienne.

Considérations : L'utilisation d'une pompe nécessite une formation, une surveillance attentive et des ajustements réguliers. Elle est souvent recommandée pour les patients qui ont des difficultés à maintenir un bon contrôle glycémique avec des injections.

2. Moniteurs continus de glucose (MCG) :

Qu'est-ce qu'un MCG? Un MCG est un dispositif qui mesure la glycémie en continu tout au long de la journée et de la nuit. Il comprend un capteur inséré sous la peau qui mesure le taux de glucose dans le liquide interstitiel (le fluide autour des cellules).

Avantages : Les MCG fournissent une vision détaillée des variations de la glycémie, permettant aux patients et aux prestataires de soins de santé d'ajuster le traitement en conséquence. Ils peuvent alerter les patients en cas d'hypoglycémie ou d'hyperglycémie imminente, ce qui peut être particulièrement utile la nuit ou chez les patients qui ne ressentent pas les symptômes d'hypoglycémie.

Considérations : Comme pour les pompes, l'utilisation d'un MCG nécessite une formation. Certains MCG nécessitent également une calibration avec un glucomètre traditionnel.

3. Systèmes intégrés - pompes à insuline et MCG :

Certains systèmes combinent la pompe à insuline et le MCG pour fournir une "boucle fermée" ou un système de pancréas artificiel. Cela signifie que le MCG communique directement avec la pompe pour ajuster la livraison d'insuline en fonction des lectures de glucose, réduisant ainsi le besoin d'interventions manuelles.

Ces systèmes peuvent améliorer considérablement le contrôle glycémique, réduire le risque d'épisodes d'hypo et d'hyperglycémie et offrir une tranquillité d'esprit accrue aux patients et à leurs familles.

4. Facteurs à considérer :

Choix du patient : Si ces technologies offrent de nombreux avantages, elles ne conviennent pas à tout le monde. Le choix de les utiliser doit être basé sur les préférences individuelles, le mode de vie, l'âge, l'adhésion au traitement et la capacité à gérer la technologie.

- **Coûts et couverture d'assurance** : Les pompes et les MCG peuvent être coûteux, il est donc essentiel d'examiner la couverture d'assurance et les programmes d'assistance disponibles.
- **Éducation et soutien** : Une formation approfondie et un soutien continu sont essentiels pour utiliser ces dispositifs efficacement.

Les pompes à insuline et les MCG ont révolutionné la prise en charge du diabète, offrant aux patients des outils qui peuvent améliorer considérablement le contrôle glycémique et la qualité de vie. Comme pour toutes les décisions médicales, il est essentiel d'adopter une approche centrée sur le patient, en pesant les avantages et les inconvénients en fonction des besoins et des préférences individuels.

Consultations à distance et suivi virtuel des patients.

La télémédecine, qui englobe les consultations à distance et le suivi virtuel des patients, a gagné en popularité ces dernières années, notamment en raison des avancées technologiques et des circonstances mondiales telles que la pandémie de COVID-19. Elle offre une flexibilité accrue, améliore l'accès aux soins et peut réduire les coûts associés aux consultations en personne. Cependant, son utilisation comporte aussi des défis. Décortiquons les avantages, les limites et les implications de cette modalité de soins.

Avantages :
- **Accessibilité** : La télémédecine peut éliminer les barrières géographiques, permettant aux patients vivant dans des zones rurales ou éloignées d'accéder aux spécialistes et aux soins sans avoir à voyager.

- **Flexibilité** : Les consultations peuvent être planifiées en dehors des heures de bureau traditionnelles, ce qui convient à de nombreux patients et professionnels de santé.
- **Réduction des coûts** : Les patients peuvent économiser de l'argent et du temps en évitant les déplacements. De plus, cela peut réduire les coûts pour les établissements de santé en minimisant l'utilisation des infrastructures.
- **Continuité des soins** : La télémédecine peut faciliter le suivi régulier, en particulier pour les patients atteints de maladies chroniques.
- **Sûreté** : Pendant les épidémies ou les situations d'urgence, la télémédecine peut réduire les risques d'exposition tout en garantissant la continuité des soins.

Limites :

- **Limitations technologiques** : Tous les patients n'ont pas accès à une connexion Internet stable ou aux dispositifs nécessaires pour les consultations à distance.
- **Compétences technologiques** : Certains patients, en particulier les personnes âgées, peuvent ne pas être à l'aise avec la technologie ou avoir des difficultés à l'utiliser.
- **Qualité des soins** : Certaines affections nécessitent un examen physique ou d'autres interventions qui ne peuvent être réalisées virtuellement.
- **Confidentialité et sécurité** : Il est crucial de garantir que les plateformes de télémédecine respectent les normes de confidentialité et de sécurité des données des patients.

Implications pour la pratique :

- **Formation et éducation** : Les professionnels de santé doivent être formés à l'utilisation des technologies et à la manière de mener des consultations à distance efficaces.

Consentement éclairé : Il est essentiel d'informer les patients des avantages et des limites de la télémédecine et d'obtenir leur consentement.

Intégration avec les soins traditionnels : La télémédecine doit être intégrée de manière transparente dans le parcours de soins global du patient, en collaboration avec les soins en personne.

Adaptabilité : Les professionnels doivent être prêts à s'adapter, que ce soit pour gérer des problèmes technologiques ou pour identifier les situations où une consultation en personne est nécessaire.

La télémédecine a le potentiel de transformer la manière dont les soins sont dispensés, en rendant la médecine plus accessible, efficace et centrée sur le patient. Cependant, pour en maximiser les avantages, il est essentiel d'aborder de manière proactive les défis et de s'assurer que la technologie est utilisée de manière complémentaire aux soins traditionnels, tout en mettant l'accent sur la qualité, la sécurité et l'intégrité des soins.

L'importance de la formation technologique pour les infirmiers.

À l'ère de la numérisation et de la médecine de pointe, la technologie joue un rôle essentiel dans presque tous les aspects des soins de santé. Pour les infirmiers, professionnels en première ligne des soins, l'adaptation à cette vague technologique est non seulement bénéfique mais également cruciale. Voici pourquoi la formation technologique est d'une importance primordiale pour les infirmiers :

1. Amélioration de la précision et de l'efficacité :
L'utilisation de dossiers médicaux électroniques (DME) et d'autres outils numériques permet de réduire les erreurs manuelles, d'assurer un accès rapide aux informations des patients et de faciliter la coordination des soins entre différents professionnels de santé.

2. Surveillance et interventions en temps réel :
De nombreux appareils médicaux modernes, des moniteurs cardiaques aux pompes à perfusion, sont désormais connectés et peuvent transmettre des données en temps réel. Les infirmiers formés à ces technologies peuvent réagir rapidement aux changements de l'état d'un patient.

3. Télémédecine et soins à distance :
Avec l'essor de la télémédecine, les infirmiers peuvent jouer un rôle clé dans la fourniture de soins à distance, que ce soit pour le suivi des patients, l'éducation ou les consultations initiales.

4. Accès aux ressources éducatives et professionnelles
La technologie offre aux infirmiers un accès à une multitude de ressources éducatives, de webinaires aux cours en ligne, leur permettant de se tenir à jour sur les dernières pratiques et recherches.

5. Communication améliorée :
Les plateformes de communication numérique favorisent une meilleure collaboration entre les équipes de soins, qu'il s'agisse de discuter des soins d'un patient, de transférer des responsabilités ou de se consulter sur des cas complexes.

6. Sécurité et confidentialité :
Une formation adéquate permet aux infirmiers de comprendre l'importance de la sécurité des données et de la confidentialité, et de prendre les mesures appropriées pour protéger les informations sensibles des patients.

7. Autonomisation des patients :
De nombreux patients utilisent désormais des applications et des appareils pour surveiller leur santé. Les infirmiers

formés technologiquement peuvent aider les patients à naviguer dans ces outils et à les utiliser de manière efficace.

8. Gestion de la charge de travail :
Les solutions technologiques, comme les systèmes de gestion des patients ou les applications de planification, peuvent aider les infirmiers à gérer leur charge de travail, à prioriser les tâches et à garantir une attention optimale à chaque patient.

9. Adaptabilité face à l'évolution rapide du paysage médical :
La technologie médicale évolue rapidement. Pour rester pertinents et efficaces dans leur rôle, les infirmiers doivent être prêts à adopter de nouvelles solutions à mesure qu'elles apparaissent.

La formation technologique n'est pas seulement un atout ; elle est devenue une nécessité pour les infirmiers. Dans un monde médical en constante évolution, équiper les infirmiers avec les compétences nécessaires pour naviguer avec compétence dans l'environnement technologique actuel garantit non seulement des soins de meilleure qualité mais renforce également le rôle essentiel des infirmiers en tant que piliers du système de santé.

La télémédecine comme outil de collaboration interdisciplinaire.

La télémédecine a considérablement évolué, passant d'un simple moyen de consultation à distance à une plateforme collaborative dynamique pour les professionnels de la santé de diverses disciplines. Elle représente désormais un outil essentiel pour une collaboration interdisciplinaire efficace, favorisant une approche intégrée des soins. Voici comment la télémédecine facilite cette collaboration :

1. Accès élargi à des experts variés :
La télémédecine permet à des équipes composées de médecins, d'infirmiers, de pharmaciens, de thérapeutes et d'autres professionnels de la santé de collaborer, indépendamment de leur emplacement géographique. C'est particulièrement précieux pour les zones rurales ou sous-desservies, où certaines spécialités peuvent être absentes.

2. Consultations conjointes en temps réel :
Des experts de différents domaines peuvent se consulter simultanément sur un cas complexe, permettant une prise de décision éclairée. Par exemple, un cardiologue, un néphrologue et un généraliste peuvent discuter ensemble des meilleures options de traitement pour un patient.

3. Suivi coordonné des patients :
La télémédecine facilite le suivi coordonné des patients à travers différentes spécialités, assurant que tous les professionnels impliqués sont au courant des derniers développements, traitements et plans de soins.

4. Éducation et formation interprofessionnelles :
Les professionnels de la santé peuvent collaborer pour offrir des séminaires, des ateliers et des formations à leurs pairs, partageant ainsi les connaissances et les meilleures pratiques à travers différentes disciplines.

5. Revues de cas interdisciplinaires :
La télémédecine permet aux équipes de discuter régulièrement des cas, de partager des perspectives et de formuler des recommandations de soins collectivement.

6. Partage de ressources et d'informations :
La technologie intégrée à la télémédecine facilite le partage de dossiers médicaux, d'images diagnostiques et d'autres informations pertinentes entre professionnels, ce qui est essentiel pour une prise en charge holistique du patient.

7. Amélioration de la communication :
La communication est un élément central de la collaboration interdisciplinaire. La télémédecine propose des plateformes qui permettent une communication fluide

et efficace, réduisant ainsi les malentendus et les chevauchements.

8. Prise en charge centrée sur le patient :

La collaboration interdisciplinaire via la télémédecine assure que le patient est au cœur des discussions, avec une approche intégrée qui tient compte de tous les aspects de sa santé.

9. Économies de coûts et d'efficacité :

La coordination par la télémédecine peut réduire le besoin pour les patients de multiples visites à des spécialistes différents, minimisant ainsi les déplacements, les coûts et le temps.

10. Flexibilité :

La capacité d'organiser des réunions et des consultations virtuelles offre une flexibilité sans précédent aux professionnels, leur permettant de collaborer selon des horaires adaptés à leurs contraintes.

En tant qu'outil de collaboration interdisciplinaire, la télémédecine transforme la manière dont les professionnels de la santé interagissent, apprennent et prennent soin des patients. Elle favorise une approche intégrée des soins, garantissant que chaque patient bénéficie d'une expertise collective pour des résultats optimaux. À mesure que la technologie continue d'évoluer, il est probable que l'impact de la télémédecine sur la collaboration interdisciplinaire ne fera que s'accroître.

Chapitre 10 :
ASPECTS PSYCHOSOCIAUX
EN ENDOCRINOLOGIE

Comprendre les impacts émotionnels des maladies endocriniennes.

Les maladies endocriniennes, tout comme d'autres affections médicales, peuvent avoir des répercussions profondes sur le bien-être émotionnel et psychologique d'une personne. Comprendre ces impacts est essentiel, non seulement pour le patient lui-même, mais aussi pour les soignants, la famille et les amis, afin de fournir un soutien adapté et de faciliter la gestion de la maladie.

Les déséquilibres hormonaux, au cœur des troubles endocriniens, ont une influence directe sur l'humeur, la cognition et le comportement. Par exemple, les fluctuations de la thyroïde peuvent provoquer des sentiments d'anxiété, de dépression ou d'irritabilité. De même, les personnes atteintes de diabète peuvent ressentir du stress ou de l'anxiété liés à la gestion constante de leur taux de sucre dans le sang, à la crainte des complications ou à la simple pression d'avoir à vivre avec une maladie chronique.

Ajoutons à cela le poids des symptômes physiques – fatigue, variations de poids, changements de l'apparence corporelle – qui peuvent entraîner des sentiments d'insécurité, d'isolement social ou de faible estime de soi. Les implications émotionnelles des maladies endocriniennes peuvent également avoir un effet domino sur les relations, le travail et la qualité de vie en général. Les patients peuvent se sentir incompris ou stigmatisés, surtout si leurs symptômes ne sont pas immédiatement visibles pour les autres.

Il est crucial de reconnaître que ces réactions émotionnelles ne sont pas simplement des "effets secondaires" de la maladie, mais font intrinsèquement partie de l'expérience du patient. L'approche des soins doit donc être globale, prenant en compte à la fois les besoins physiologiques et psychologiques.

Les professionnels de santé doivent être formés pour reconnaître les signes de détresse émotionnelle et orienter les patients vers des ressources appropriées, qu'il s'agisse de groupes de soutien, de thérapie ou d'autres interventions. Les patients, quant à eux, peuvent bénéficier de l'apprentissage de stratégies d'adaptation, de la pratique de la pleine conscience ou simplement de la possibilité de partager leurs sentiments avec d'autres qui vivent des expériences similaires.

Comprendre les impacts émotionnels des maladies endocriniennes est une étape essentielle pour offrir des soins complets et compatissants. Chaque patient est une entité complexe et multifacette, et son bien-être émotionnel est intimement lié à sa santé physique.

Accompagnement psychologique spécifique : dépression, anxiété, troubles de l'image corporelle.

L'accompagnement psychologique des patients atteints de maladies endocriniennes est primordial. La manifestation et la gestion de ces maladies peuvent souvent entraîner des sentiments de dépression, d'anxiété et des troubles de l'image corporelle. Chacun de ces aspects mérite une attention particulière pour assurer une prise en charge holistique du patient.

Dépression :

La dépression peut être à la fois une conséquence et un facteur aggravant des maladies endocriniennes. Un déséquilibre hormonal peut influencer la chimie du cerveau et affecter l'humeur, conduisant à des sentiments persistants de tristesse, de désintérêt ou de désespoir. En outre, les défis quotidiens de la gestion d'une maladie chronique peuvent peser lourdement sur l'esprit, exacerbant les sentiments de dépression. L'accompagnement thérapeutique, qu'il s'agisse de thérapie individuelle, de médicaments antidépresseurs ou de groupes de soutien, est essentiel pour aider les patients à naviguer dans ces eaux troubles et à retrouver une vie équilibrée et épanouissante.

Anxiété :

L'incertitude associée à la progression de la maladie, aux résultats des tests médicaux ou aux complications potentielles peut être une source majeure d'anxiété. De plus, certains déséquilibres hormonaux peuvent directement provoquer des symptômes d'anxiété. La reconnaissance précoce de ces symptômes est cruciale. Des techniques telles que la thérapie cognitivo-comportementale, la méditation ou la respiration guidée **peuvent être utilisées pour gérer l'anxiété.**

Troubles de l'image corporelle :

Les maladies endocriniennes, telles que les troubles thyroïdiens ou le syndrome des ovaires polykystiques, peuvent entraîner des changements physiques notables, tels que la prise ou la perte de poids, la perte de cheveux, ou des problèmes cutanés. Ces changements peuvent affecter profondément la perception qu'a une personne d'elle-même et son estime de soi. Un accompagnement psychologique, souvent sous la forme de thérapie individuelle ou de groupes de soutien, peut aider les patients à reconstruire leur image de soi et à développer une acceptation et une appréciation positives de leur corps.

Un facteur essentiel à retenir est que le corps et l'esprit sont intrinsèquement liés. Un déséquilibre ou une perturbation dans l'un peut avoir des répercussions sur l'autre. L'accompagnement psychologique spécifique doit donc être envisagé non pas comme une considération secondaire, mais comme un élément intégral de la prise en charge globale du patient. En reconnaissant et en traitant ces aspects psychologiques, nous pouvons non seulement améliorer la qualité de vie des patients mais aussi potentiellement améliorer leurs résultats médicaux.

Soutien aux groupes spécifiques : adolescents, personnes transgenres, patients infertiles.

La prise en charge des maladies endocriniennes nécessite une attention particulière pour certains groupes spécifiques qui peuvent être confrontés à des défis uniques en raison de leur situation ou de leur identité. Les adolescents, les personnes transgenres et les patients infertiles, par exemple, peuvent avoir des besoins émotionnels et psychologiques spécifiques qui méritent une prise en charge adaptée.

Adolescents :
L'adolescence est une période de transition, de croissance rapide et de changements hormonaux significatifs. Les adolescents atteints de maladies endocriniennes peuvent être confrontés à des défis tels que la stigmatisation par les

pairs, une faible estime de soi ou des difficultés d'adhésion au traitement. Un soutien adapté à leur âge peut inclure :

- Des consultations avec des psychologues spécialisés dans les problématiques adolescentes.
- La mise en place de groupes de soutien pour les adolescents confrontés à des défis similaires.
- L'éducation sur la gestion de la maladie à une période où l'indépendance et la prise de responsabilité sont en croissance.

Personnes transgenres :

Les personnes transgenres qui cherchent à aligner leur identité de genre avec leur corps peuvent recourir à des traitements hormonaux. Ces traitements, tout en étant essentiels pour leur bien-être, peuvent également entraîner des défis émotionnels et physiologiques.

- Un soutien psychologique pour naviguer dans les changements corporels et les réactions sociétales.
- Des informations et une éducation claires sur les effets et les implications des traitements hormonaux.
- Des groupes de soutien ou des communautés où partager des expériences et des conseils.

Patients infertiles :

L'infertilité peut avoir des répercussions profondément émotionnelles, souvent accompagnées de sentiments de perte, de honte ou de culpabilité. Les couples ou individus concernés peuvent avoir besoin de :

- Une thérapie individuelle ou de couple pour traiter le chagrin, le stress ou les tensions relationnelles liées à l'infertilité.
- Des groupes de soutien où partager des expériences et obtenir des conseils.
- Une éducation sur les options disponibles, qu'il s'agisse de traitements médicaux ou d'autres voies comme l'adoption ou la gestation pour autrui.

La prise en charge des maladies endocriniennes va bien au-delà du traitement médical. Pour les groupes spécifiques mentionnés, le soutien émotionnel et psychologique est essentiel pour garantir une qualité de vie optimale et un bien-être durable. Il est impératif pour les professionnels de santé d'adopter une approche holistique, en prenant en compte les besoins individuels et uniques de chaque patient et en offrant une prise en charge adaptée à ces besoins.

Techniques de communication pour aborder des sujets sensibles.

Aborder des sujets sensibles avec des patients ou leurs proches nécessite une communication empathique, réfléchie et respectueuse. Ces moments délicats peuvent être liés à un diagnostic difficile, à des décisions thérapeutiques complexes ou à des nouvelles inattendues. Voici des techniques de communication qui peuvent faciliter ces discussions délicates tout en respectant les sentiments et les préoccupations des personnes concernées :

1. Créer un environnement propice :
Choisissez un endroit calme et privé pour la conversation. Assurez-vous que le cadre est confortable pour toutes les parties et évitez les interruptions potentielles.

2. Écoute active :
Prêtez une attention totale à ce que le patient ou la famille exprime. Cela implique d'écouter non seulement avec les oreilles, mais aussi avec le cœur et l'esprit. Notez leurs préoccupations, leurs hésitations et leurs sentiments.

3. Utiliser un langage simple et clair :
Évitez le jargon médical ou technique. Exprimez-vous de manière concise et assurez-vous que l'information est bien comprise.

4. Valider les émotions :
Reconnaissez et validez les sentiments du patient ou de sa famille. Des phrases comme "Je comprends pourquoi vous pourriez ressentir cela" ou "C'est tout à fait normal de se sentir ainsi" peuvent être réconfortantes.

5. Posez des questions ouvertes :
Des questions telles que "Comment vous sentez-vous par rapport à cela?" ou "Quelles sont vos principales préoccupations?" peuvent encourager le dialogue et donner au patient l'opportunité d'exprimer ses sentiments.

6. Faites preuve d'empathie :
Montrez que vous vous souciez vraiment des sentiments et des préoccupations du patient. Une simple affirmation telle que "Je suis vraiment désolé que vous traversiez cela" peut avoir un impact significatif.

7. Soyez patient :
Laissez le temps au patient ou à la famille de traiter l'information, et soyez prêt à répéter ou à clarifier si nécessaire.

8. Proposez du soutien :
Dirigez le patient ou sa famille vers des ressources supplémentaires, qu'il s'agisse de groupes de soutien, de thérapie ou d'autres professionnels de santé.

9. Impliquez le patient dans la prise de décision :
Faites sentir au patient qu'il a une voix dans les décisions concernant ses soins. Cela peut l'aider à se sentir plus en contrôle et à réduire l'anxiété ou la peur.

10. Pratiquez la régulation émotionnelle :
Il est crucial pour le professionnel de santé de gérer ses propres émotions lors de discussions sensibles pour rester centré et présent pour le patient.

11. Demandez des feedbacks :
Après avoir partagé des informations, demandez au patient ou à la famille s'ils ont des questions ou s'il y a quelque chose qu'ils n'ont pas compris.

12. Concluez avec des étapes concrètes :
Terminez la conversation en résumant les principaux points abordés et en discutant des prochaines étapes ou actions à entreprendre.

Dans tous les échanges, le respect, la compassion et l'honnêteté doivent être au cœur de la communication. En adoptant une approche empathique et centrée sur le patient, les professionnels de santé peuvent aborder des sujets sensibles de manière respectueuse et constructive, tout en renforçant la confiance et le soutien mutuel.

Chapitre 11 :
NUTRITION ET ENDOCRINOLOGIE

Principes de base de la nutrition en endocrinologie.

La nutrition joue un rôle essentiel dans l'endocrinologie, car les hormones régulent de nombreuses fonctions métaboliques du corps, influençant ainsi l'absorption, la distribution et l'utilisation des nutriments. Adopter une alimentation appropriée peut aider à gérer, prévenir ou même inverser certaines affections endocriniennes.

L'équilibre entre les glucides, les protéines et les graisses est crucial, en particulier pour les personnes atteintes de diabète, une maladie où l'insuline, une hormone produite par le pancréas, ne fonctionne pas correctement. Un contrôle précis de l'apport en glucides, en association avec des médicaments ou de l'insuline, est essentiel pour maintenir des niveaux de glucose sanguin stables.

De même, les personnes atteintes de troubles thyroïdiens, qu'ils soient hypo ou hyperthyroïdiens, doivent surveiller leur alimentation. Un poids insuffisant ou excessif peut affecter la sécrétion d'hormones thyroïdiennes, et certains nutriments, comme l'iode, sont essentiels pour la synthèse de ces hormones.

Pour les patients atteints du syndrome des ovaires polykystiques (SOPK), un trouble endocrinien courant chez les femmes en âge de procréer, une alimentation adaptée peut aider à gérer les symptômes. Le SOPK est souvent associé à une résistance à l'insuline, et une alimentation faible en glucides peut être bénéfique.

En outre, les hormones parathyroïdiennes régulent les niveaux de calcium dans le sang, et une alimentation riche en calcium, associée à la vitamine D, est recommandée pour les personnes souffrant d'hypoparathyroïdie, où il y a une production insuffisante de ces hormones.

La nutrition en endocrinologie va donc bien au-delà de la simple alimentation. Elle est profondément imbriquée avec la biochimie du corps, affectée par et influençant à son tour les hormones qui régulent tant de fonctions corporelles. Chaque affection endocrinienne peut nécessiter une approche nutritionnelle légèrement différente, et travailler en étroite collaboration avec des diététiciens spécialisés et des endocrinologues est essentiel pour garantir que les patients reçoivent non seulement les nutriments dont ils ont besoin, mais aussi l'éducation et le soutien nécessaires pour gérer leur condition de manière proactive.

Diététique spécifique :
Diabète, troubles thyroïdiens, obésité.

La diététique est un pilier fondamental dans la prise en charge de nombreuses affections endocriniennes, notamment le diabète, les troubles thyroïdiens et l'obésité. Chaque condition présente ses propres défis et nécessite une approche nutritionnelle adaptée pour assurer une gestion optimale de la maladie.

Diabète :
La gestion du diabète tourne principalement autour de la régulation de la glycémie. Les éléments clés comprennent :

- **Contrôle des glucides** : La surveillance de l'apport en glucides et la compréhension de leur impact sur la glycémie sont essentielles. Cela peut être géré grâce à la planification des repas et, dans certains cas, en utilisant des techniques comme la comptabilité des glucides.

- **Aliments à faible indice glycémique (IG)** : Ces aliments provoquent une augmentation plus lente et plus stable de la glycémie.
- **Fibres alimentaires** : Elles peuvent aider à réguler les pics de glycémie et à améliorer la sensibilité à l'insuline.

Troubles thyroïdiens :

L'alimentation peut jouer un rôle dans la gestion des troubles thyroïdiens, bien que les recommandations varient en fonction de la nature spécifique du trouble.

- **Iode** : C'est un élément clé pour la production d'hormones thyroïdiennes. Une alimentation équilibrée avec des sources d'iode appropriées (comme les fruits de mer et le sel iodé) est essentielle.
- **Évitement des goitrogènes** : Dans certains cas, il peut être recommandé de limiter la consommation d'aliments goitrogènes (comme le soja, le chou frisé, le brocoli), surtout si l'on est carencé en iode.

Obésité :

L'obésité est souvent liée à des déséquilibres endocriniens et à la résistance à l'insuline. Une approche diététique pour gérer l'obésité pourrait inclure :

- **Déficit calorique** : C'est essentiel pour la perte de poids. Cela signifie consommer moins de calories que ce que le corps dépense.
- **Protéines** : Une alimentation riche en protéines peut aider à la satiété et à la conservation de la masse musculaire lors de la perte de poids.
- **Réduction des sucres simples et des graisses saturées** : Opter pour des sources de glucides complexes et des graisses saines peut améliorer la qualité de l'alimentation et soutenir la perte de poids.

Hydratation : Boire suffisamment d'eau peut aider à la satiété et à l'élimination.

Il est crucial de noter que, si l'alimentation est un élément clé de la prise en charge de ces affections endocriniennes, elle n'est qu'une partie de l'équation. Une approche holistique qui comprend l'exercice, la médication appropriée et le soutien psychologique est souvent nécessaire pour une gestion efficace. En outre, chaque individu est unique ; ce qui fonctionne pour une personne peut ne pas fonctionner pour une autre. Il est donc essentiel de travailler étroitement avec des professionnels de santé pour élaborer un plan adapté à chaque individu.

Collaboration avec les nutritionnistes/ diététiciens.

La collaboration entre les professionnels de l'endocrinologie et les nutritionnistes ou diététiciens est cruciale pour garantir une prise en charge optimale des patients atteints de maladies endocriniennes. Leur expertise conjointe permet d'élaborer des plans de traitement complets et personnalisés, alliant conseils nutritionnels pointus et gestion médicale des troubles hormonaux.

1. Approche intégrée des soins :
Un patient atteint d'une maladie endocrinienne, qu'il s'agisse de diabète, de troubles thyroïdiens ou d'obésité, nécessite souvent des conseils nutritionnels spécifiques. L'endocrinologue, tout en étant un expert en hormones, peut ne pas avoir le temps ou l'expertise détaillée pour fournir des conseils diététiques approfondis. Ici, le diététicien intervient, apportant son expertise sur les aliments, les portions, les substitutions alimentaires et les régimes spécifiques.

2. Éducation et formation :

Les nutritionnistes et diététiciens peuvent fournir une éducation nutritionnelle ciblée, aidant les patients à comprendre comment leurs choix alimentaires affectent leur condition endocrinienne. Ils peuvent organiser des ateliers, des séances d'information et des consultations individuelles pour éduquer et conseiller les patients.

3. Plans de repas personnalisés :

Chaque patient est unique, avec ses propres besoins nutritionnels, ses préférences alimentaires et son mode de vie. Les diététiciens travaillent étroitement avec les patients pour élaborer des plans de repas sur mesure, adaptés à leur condition médicale, tout en étant réalisables et agréables.

4. Suivi et ajustements :

La nutrition est dynamique, et ce qui fonctionne pour un patient à un moment donné peut nécessiter des ajustements ultérieurs. Les diététiciens fournissent un suivi régulier, évaluant les progrès, identifiant les obstacles et apportant des modifications au plan alimentaire si nécessaire.

5. Recherche et mise à jour :

Le domaine de la nutrition est en constante évolution, avec de nouvelles recherches et découvertes émergentes. Les diététiciens restent à jour avec les dernières avancées et peuvent introduire ces connaissances dans les conseils qu'ils donnent, garantissant ainsi que les patients bénéficient des meilleures recommandations disponibles.

6. Soutien émotionnel et motivation :

Les changements alimentaires peuvent être difficiles. Les diététiciens offrent souvent un soutien émotionnel, encouragent les patients, les aident à surmonter les obstacles et les motivent à poursuivre leurs objectifs nutritionnels.

La collaboration entre endocrinologues et nutritionnistes/ diététiciens est une synergie puissante, combinant l'expertise médicale et nutritionnelle pour le bénéfice optimal des patients. Ensemble, ils peuvent offrir une prise en charge holistique, centrée sur le patient, qui répond non seulement aux besoins médicaux, mais aussi aux besoins alimentaires, émotionnels et de style de vie des patients.

Éducation du patient à l'autogestion alimentaire.

L'éducation du patient à l'autogestion alimentaire est un élément essentiel de la prise en charge des affections endocriniennes. C'est particulièrement crucial pour des maladies comme le diabète, où les choix alimentaires ont un impact direct sur les niveaux de glucose sanguin. Voici comment cela peut être abordé de manière fluide et complète :

L'autogestion alimentaire ne concerne pas seulement la nourriture que nous consommons. Il s'agit d'inculquer une compréhension profonde des interactions entre la nourriture, le métabolisme et les médicaments. Cela englobe le savoir, la compétence et la confiance pour faire des choix alimentaires qui soutiennent le bien-être tout en gérant efficacement la maladie.

D'abord, il est crucial de démystifier les notions de base de la nutrition, en clarifiant les rôles des macronutriments - glucides, protéines et lipides. Pour un patient diabétique, par exemple, cela signifierait comprendre comment les glucides affectent la glycémie, comment la protéine peut stabiliser cette réponse, et comment les graisses, bien que nécessaires, doivent être consommées avec discernement. Mais connaître les faits ne suffit pas. Il est essentiel d'adapter ces connaissances à la vie quotidienne. Cela pourrait signifier apprendre à lire et interpréter les étiquettes nutritionnelles, identifier les aliments riches en glucides cachés, ou même planifier des repas équilibrés. Une sortie au supermarché peut se transformer en session éducative, choisissant des aliments qui s'alignent sur les besoins diététiques tout en équilibrant les préférences et les contraintes budgétaires.

Les défis peuvent survenir lors de situations sociales, comme les repas au restaurant ou les rassemblements familiaux. Ici, l'accent est mis sur la stratégie : comment faire des choix intelligents à partir d'un menu, comment équilibrer les indulgences occasionnelles avec la routine quotidienne, ou comment gérer la pression des pairs ou des traditions culturelles.

La technologie joue également un rôle croissant dans l'autogestion alimentaire. Des applications de suivi des aliments aux gadgets qui analysent la composition des repas, l'équipement technologique peut être un outil précieux pour aider les patients à rester sur la bonne voie.

Mais, au cœur de tout cela, il y a une composante humaine. L'autogestion alimentaire peut être émotionnellement chargée, liée à des sentiments de privation, de frustration ou de honte. L'accompagnement psychologique, qu'il s'agisse de thérapie individuelle, de groupes de soutien ou simplement de sessions d'éducation empathique, est fondamental.

L'éducation à l'autogestion alimentaire vise à autonomiser les patients. Avec les bonnes compétences et le bon soutien, ils peuvent naviguer dans le monde complexe de la nutrition avec confiance, faisant des choix qui non seulement soutiennent leur santé, mais enrichissent également leur vie.

Chapitre 12 :
ENDOCRINOLOGIE ET SPORT

Gestion du diabète chez le sportif.

La gestion du diabète chez le sportif est un équilibre complexe qui nécessite une attention particulière aux besoins énergétiques, aux variations de la glycémie, à l'adaptation du traitement et à la surveillance. Les activités physiques, qu'il s'agisse d'exercices d'endurance, de force ou de sports d'équipe, ont un impact considérable sur le métabolisme, et par conséquent sur les besoins en insuline et en glucides du sportif diabétique.

Évaluation et planification :
Avant de commencer un programme d'exercices ou de participer à une compétition sportive, le sportif diabétique devrait consulter son équipe médicale. Une évaluation préalable des besoins en insuline, des habitudes alimentaires et du type d'exercice prévu aidera à élaborer un plan d'action adapté.

Surveillance de la glycémie :
Il est vital pour le sportif diabétique de surveiller fréquemment sa glycémie avant, pendant et après l'exercice. Cela lui permet d'ajuster son apport en glucides et son traitement en fonction de ses besoins. Les capteurs de glucose en continu (CGM) peuvent être particulièrement utiles pour suivre les tendances et anticiper les besoins.

Apport en glucides :
L'exercice augmente la sensibilité à l'insuline, ce qui peut entraîner une baisse de la glycémie. Il est essentiel de compenser cette baisse par un apport adéquat en glucides avant, pendant et après l'exercice. Les besoins spécifiques

varieront en fonction de l'intensité et de la durée de l'exercice.

Ajustement de l'insuline :
Selon le type, la durée et l'intensité de l'activité, le sportif peut avoir besoin de réduire sa dose d'insuline pour éviter l'hypoglycémie. Les pompes à insuline permettent des ajustements flexibles et peuvent être particulièrement utiles pour les sportifs diabétiques.

Gestion des complications :
Il est essentiel de reconnaître et de traiter rapidement les signes d'hypoglycémie, comme les tremblements, la transpiration ou la confusion. Avoir toujours à portée de main des sources rapides de glucose, comme des gels énergétiques ou des bonbons, est crucial.

Récupération et repos :
Après l'exercice, la sensibilité à l'insuline peut rester élevée pendant plusieurs heures. Il est donc important de surveiller la glycémie, d'ajuster l'apport en glucides et d'assurer une récupération adéquate.

Éducation et sensibilisation :
Les coéquipiers, les entraîneurs et les autres membres de l'équipe devraient être informés du diabète du sportif, des signes d'hypoglycémie et des mesures à prendre en cas d'urgence.

Bien que la gestion du diabète chez le sportif nécessite des ajustements et une attention particulière, elle ne doit en aucun cas constituer un obstacle à la participation sportive. Avec une planification adéquate, une surveillance attentive et le soutien d'une équipe médicale, les sportifs diabétiques peuvent exceller dans leur discipline et profiter pleinement des bénéfices du sport tout en gérant efficacement leur condition.

Importance des hormones
dans la performance sportive.

Les hormones jouent un rôle central dans la régulation de nombreuses fonctions corporelles, et leur influence s'étend naturellement à la performance sportive. De la croissance musculaire à la réponse au stress, en passant par l'énergie et la récupération, les hormones sont des acteurs clés qui peuvent faciliter ou entraver la capacité d'un athlète à atteindre son potentiel maximal. Voici un aperçu fluide de l'importance des hormones dans la performance sportive.

Le monde du sport est une danse orchestrée de précision, d'endurance et de force, chaque mouvement étant influencé par un réseau complexe d'hormones. Pensez à l'adrénaline, qui prépare le corps à la « lutte ou à la fuite » en augmentant le rythme cardiaque, la circulation sanguine vers les muscles et la libération d'énergie. Dans le feu de la compétition, c'est l'adrénaline qui peut pousser un athlète à dépasser ses limites.

Pendant l'entraînement, c'est la testostérone, chez les hommes comme chez les femmes, qui joue un rôle crucial dans la croissance musculaire, la force et la récupération. Cette hormone anabolisante aide à la réparation et à la croissance des fibres musculaires sollicitées pendant l'exercice. Il n'est donc pas surprenant que la testostérone soit au cœur de nombreuses discussions sur le dopage dans le sport.

L'hormone de croissance, elle aussi, a son rôle à jouer. Elle intervient dans la régénération des tissus, la croissance musculaire et la réponse au stress des exercices intenses. Son influence ne s'arrête pas à la croissance pendant l'enfance, elle reste un pilier de la récupération et du développement musculaire à l'âge adulte.

Cependant, la performance ne concerne pas uniquement la croissance et la force. L'endurance est tout aussi cruciale, et ici, le cortisol, l'hormone du stress, entre en jeu. Bien que souvent considéré comme nuisible en raison de ses effets cataboliques, le cortisol, lorsqu'il est libéré en réponse à l'exercice, favorise la mobilisation des réserves d'énergie et la régulation du métabolisme.

Parallèlement, l'insuline joue un rôle essentiel dans la gestion de l'énergie, aidant à réguler le glucose sanguin et à favoriser son absorption par les muscles, fournissant ainsi le carburant nécessaire pour l'activité physique.

Chaque athlète, consciemment ou non, danse au rythme de ces hormones. Mais, comme toute danse, l'équilibre est essentiel. Un déséquilibre hormonal, qu'il soit dû à un entraînement excessif, à un stress ou à d'autres facteurs externes, peut entraver la performance, la récupération et la santé globale de l'athlète.

La compréhension et le respect du rôle des hormones dans la performance sportive sont essentiels pour optimiser l'entraînement, la compétition et la récupération. Dans cette symphonie hormonale, chaque note compte, et c'est l'harmonie qui mène à la véritable excellence athlétique.

Accompagnement de l'athlète endocrinien.

L'accompagnement de l'athlète souffrant de troubles endocriniens nécessite une approche multidimensionnelle qui tient compte des spécificités médicales, des exigences sportives et des besoins psychologiques. Chaque trouble endocrinien présente ses propres défis, mais une prise en charge attentive peut permettre à l'athlète d'atteindre ses objectifs tout en maintenant sa santé.

1. Évaluation médicale approfondie :
Avant tout, l'athlète doit subir une évaluation médicale complète pour comprendre la nature et la gravité de son trouble endocrinien. Cette évaluation fournira une base pour l'élaboration d'un plan de traitement et d'entraînement adapté.

2. Planification individualisée de l'entraînement :
Les athlètes avec des affections endocriniennes peuvent nécessiter des modifications à leur programme d'entraînement. Par exemple, un athlète diabétique devra ajuster l'intensité et la durée de l'entraînement en fonction de sa glycémie.

3. Éducation et auto-surveillance :
L'athlète doit être bien informé de sa condition, des symptômes à surveiller et des interventions nécessaires en cas d'anomalie. Dans le cas du diabète, cela signifie une formation sur la surveillance de la glycémie, l'administration d'insuline et la gestion des hypo ou hyperglycémies.

4. Alimentation et nutrition :
Travailler avec un diététicien spécialisé pour élaborer un plan alimentaire qui soutient à la fois les besoins énergétiques de l'athlète et la gestion de son trouble endocrinien.

5. Communication avec l'équipe d'encadrement :
Il est essentiel que les entraîneurs, les physiothérapeutes et d'autres membres de l'équipe d'encadrement soient informés de la condition de l'athlète, des éventuelles limitations et des mesures d'urgence à prendre.

6. Soutien psychologique :
La gestion d'une affection endocrinienne peut être émotionnellement éprouvante, surtout dans le contexte compétitif du sport. L'accès à un soutien psychologique, que ce soit sous forme de thérapie ou de groupes de soutien, peut être bénéfique.

7. Préparation à la compétition :
Des mesures spéciales peuvent être nécessaires lors des jours de compétition. Par exemple, un athlète diabétique devra peut-être vérifier sa glycémie plus fréquemment et ajuster son apport en glucides et son traitement en conséquence.

8. Récupération et repos :
Certains troubles endocriniens peuvent affecter la capacité de récupération de l'athlète. Il est crucial d'assurer une récupération adéquate pour éviter toute complication.

9. Collaboration interdisciplinaire :
L'athlète endocrinien bénéficiera d'une approche de soins coordonnée, impliquant endocrinologues, médecins du sport, diététiciens, psychologues, et autres spécialistes pertinents.

Bien que la présence d'une affection endocrinienne puisse présenter des défis supplémentaires pour l'athlète, avec le bon encadrement, l'éducation et le soutien, il est tout à fait possible d'atteindre l'excellence sportive tout en gérant efficacement la condition médicale.

Prévention des troubles
de l'endocrinologie liés au sport.

La pratique sportive, bien que bénéfique pour la santé globale, peut, dans certaines circonstances, contribuer à des troubles de l'endocrinologie ou exacerber des conditions préexistantes. Une prévention efficace nécessite une compréhension des risques associés et une approche proactive pour minimiser ces risques.

1. Syndrome de l'athlète féminine (SAF) :
Ce syndrome englobe trois composantes interdépendantes : troubles des règles, faible densité osseuse et troubles de l'alimentation. Pour prévenir le SAF, il faut :

- Sensibiliser aux dangers des troubles de l'alimentation.
- Surveiller les signes de sous-nutrition ou d'entraînement excessif.
- Encourager une alimentation équilibrée.
- Veiller à un apport suffisant en calcium et en vitamine D pour la santé osseuse.

2. Hypogonadisme d'origine hypothalamique (HH) chez l'homme :
Tout comme les femmes peuvent éprouver des irrégularités menstruelles en raison d'un entraînement intense, certains athlètes masculins peuvent connaître une baisse de la production de testostérone due à des contraintes physiologiques. La prévention inclut :

- Reconnaître les signes, comme une faible libido, une fatigue ou une perte de masse musculaire.
- Assurer une alimentation et un repos appropriés.
- Équilibrer l'intensité et la durée de l'entraînement.

3. Perturbations de la fonction thyroïdienne :

Les athlètes d'endurance, en particulier, peuvent présenter des variations de la fonction thyroïdienne. Pour minimiser le risque :

- Surveiller régulièrement les niveaux d'hormones thyroïdiennes chez les athlètes d'élite.
- Veiller à un apport suffisant en iode, un élément essentiel à la production d'hormones thyroïdiennes.

4. Hypoglycémie chez l'athlète diabétique :

L'activité physique intense peut entraîner une baisse rapide du taux de sucre dans le sang chez les athlètes diabétiques.

- Éduquer l'athlète sur l'ajustement de l'insuline et de l'apport en glucides avant, pendant et après l'exercice.
- Encourager une surveillance régulière de la glycémie.

5. Ostéoporose :

Une faible densité osseuse peut être une préoccupation, en particulier chez les athlètes féminines avec des règles irrégulières ou absentes.

- Veiller à un apport suffisant en calcium et en vitamine D.
- Encourager des exercices de port de poids pour renforcer la densité osseuse.

6. Éducation et sensibilisation :

Fournir aux athlètes, aux entraîneurs et aux équipes médicales des informations sur les risques potentiels d'affections endocriniennes liées au sport.

7. Contrôles réguliers :

Les examens médicaux réguliers, comprenant des analyses sanguines, peuvent aider à détecter et à gérer les troubles endocriniens avant qu'ils ne deviennent problématiques.

La clé de la prévention des troubles de l'endocrinologie liés au sport réside dans une approche équilibrée de l'entraînement, une nutrition appropriée, une éducation continue et une surveillance médicale attentive. Une communication ouverte entre les athlètes, les entraîneurs et les professionnels de santé est essentielle pour garantir le bien-être et la performance optimale de l'athlète.

Chapitre 13 :
L'ENDOCRINOLOGIE DANS DIFFÉRENTES CULTURES

Approche interculturelle en endocrinologie.

L'approche interculturelle en endocrinologie reconnaît que les facteurs culturels peuvent avoir un impact significatif sur la manière dont les patients perçoivent, comprennent et gèrent leurs affections endocriniennes. Les différences culturelles peuvent influencer les attitudes envers la maladie, les croyances concernant les causes et les traitements, ainsi que les comportements liés à la santé. Ainsi, il est essentiel pour les professionnels de la santé de prendre en compte ces nuances pour offrir des soins adaptés, respectueux et efficaces.

1. Perceptions de la maladie :
Dans certaines cultures, les maladies endocriniennes, telles que le diabète ou les troubles thyroïdiens, peuvent être perçues comme des malédictions, le résultat d'actions passées ou même des punitions divines. Il est crucial de comprendre ces croyances pour aborder le patient avec empathie et fournir une éducation appropriée.

2. Croyances relatives au traitement :
Tandis que l'approche occidentale privilégie souvent les médicaments et les interventions médicales, d'autres cultures peuvent valoriser les remèdes traditionnels, les interventions spirituelles ou les approches diététiques spécifiques. Travailler en collaboration avec le patient pour intégrer ces croyances dans un plan de traitement peut améliorer l'adhésion et les résultats.

3. Communication et consentement :
Dans certaines cultures, discuter directement d'un diagnostic ou d'un pronostic avec le patient peut être considéré comme inapproprié. Il se peut que la famille joue un rôle central dans la prise de décision médicale. Les professionnels de la santé doivent être sensibles à ces nuances et s'assurer que le consentement éclairé est obtenu conformément aux normes culturelles du patient.

4. Diététique et mode de vie :
Les habitudes alimentaires varient considérablement d'une culture à l'autre. Ces différences peuvent avoir un impact significatif sur les maladies endocriniennes, en particulier le diabète. Les recommandations diététiques doivent être adaptées en fonction des préférences et des habitudes culturelles.

5. Questions de genre :
Les normes culturelles relatives au genre peuvent influencer la prise en charge des troubles endocriniens. Par exemple, dans certaines cultures, les discussions sur les troubles menstruels ou la fertilité peuvent être taboues. Les professionnels de la santé doivent aborder ces sujets avec sensibilité et discrétion.

6. Education et ressources :
Fournir des ressources éducatives dans la langue maternelle du patient, adaptées à son niveau de littératie et intégrant des éléments culturels pertinents, peut améliorer la compréhension et l'adhésion au traitement.

7. Formation interculturelle pour les professionnels :
Il est essentiel que les professionnels de la santé reçoivent une formation spécifique pour comprendre et naviguer dans les complexités interculturelles. Cela améliorera non seulement la qualité des soins, mais renforcera également la confiance et la collaboration entre le patient et le professionnel.

Une approche interculturelle en endocrinologie exige une reconnaissance et un respect des différences culturelles. En adoptant une attitude d'écoute, d'apprentissage et d'adaptation, les professionnels de la santé peuvent offrir des soins personnalisés qui répondent aux besoins uniques de chaque patient.

Gestion des croyances
et des pratiques traditionnelles.

La gestion des croyances et des pratiques traditionnelles en matière de soins médicaux, en particulier en endocrinologie, est un défi complexe. Les croyances traditionnelles peuvent influencer profondément la manière dont un patient perçoit sa maladie, ses causes, son traitement et son pronostic. Pour les professionnels de santé, il est essentiel de naviguer dans ce paysage avec sensibilité, respect et efficacité.

1. Écoute et compréhension :
La première étape est d'écouter activement le patient. Cherchez à comprendre ses croyances, ses préoccupations et les pratiques traditionnelles qu'il pourrait suivre. Poser des questions ouvertes et sans jugement permet de créer un environnement sûr pour le dialogue.

2. Éducation et information :
Une fois que vous comprenez la perspective du patient, présentez des informations médicales claires et factuelles sur la condition, les options de traitement et les résultats attendus. Il est essentiel d'adapter cette éducation au niveau de littératie et de compréhension culturelle du patient.

3. Intégration des pratiques traditionnelles :

Lorsque cela est possible et sûr, envisagez d'intégrer certaines des pratiques ou des remèdes traditionnels dans le plan de traitement. Par exemple, certaines herbes ou techniques traditionnelles pourraient être bénéfiques lorsqu'elles sont utilisées en complément des traitements conventionnels.

4. Aborder les conflits :

S'il existe un conflit entre les pratiques traditionnelles et les recommandations médicales, il est crucial d'aborder le sujet avec empathie. Expliquez clairement les raisons de vos recommandations et les risques potentiels associés aux pratiques traditionnelles. Cherchez un terrain d'entente ou des alternatives qui respectent les croyances du patient tout en garantissant sa sécurité.

5. Collaboration avec les guérisseurs traditionnels :

Dans certaines communautés, travailler en collaboration avec des guérisseurs traditionnels peut être bénéfique. Ces guérisseurs jouissent souvent d'une grande confiance au sein de leur communauté et peuvent jouer un rôle essentiel dans l'orientation des croyances et des pratiques de santé.

6. Soutien communautaire :

S'engager avec la communauté dans son ensemble, en organisant des séances d'éducation ou des ateliers, peut aider à briser les barrières et à renforcer la compréhension mutuelle. Cela peut également aider à démystifier certaines idées reçues et à promouvoir des pratiques de santé plus sûres.

7. Formation continue :

Il est essentiel pour les professionnels de la santé de se former régulièrement sur les pratiques et les croyances culturelles des populations qu'ils servent. La formation interculturelle peut fournir des outils et des stratégies pour naviguer efficacement dans ces complexités.

8. Réseautage interprofessionnel :
Collaborez avec d'autres professionnels de la santé qui ont une expertise ou une expérience dans le domaine des soins interculturels. Cela peut fournir un soutien, des ressources et des stratégies supplémentaires pour gérer les défis.

La gestion des croyances et des pratiques traditionnelles en endocrinologie nécessite une approche respectueuse, centrée sur le patient et collaborative. En reconnaissant et en valorisant les perspectives et les expériences uniques de chaque patient, les professionnels de la santé peuvent offrir des soins véritablement holistiques et personnalisés.

Sensibilisation aux besoins spécifiques des différentes populations.

La sensibilisation aux besoins spécifiques des différentes populations en matière de santé est cruciale pour fournir des soins équitables et efficaces. Chaque population, qu'elle soit définie par l'ethnie, la religion, le sexe, l'âge, l'orientation sexuelle ou tout autre facteur, a ses propres défis, croyances et pratiques qui peuvent influencer la manière dont elle perçoit et gère sa santé. Voici une approche fluide pour aborder cette sensibilisation :

Dans le vaste univers de la médecine, chaque individu porte en lui une mosaïque de cultures, d'expériences et d'identités. Chaque tesselle de cette mosaïque reflète non seulement son histoire personnelle, mais aussi les histoires partagées, les croyances et les attentes de sa communauté. Lorsque nous parlons de sensibilisation aux besoins spécifiques des différentes populations, il ne s'agit pas seulement de comprendre cette mosaïque, mais aussi de reconnaître comment elle influence le parcours de soins de l'individu.

Prenons, par exemple, une femme âgée issue d'une minorité ethnique, qui pourrait être confrontée à des barrières linguistiques, à des croyances culturelles sur la maladie et à des stigmates liés à son âge ou à son sexe. Pour elle, naviguer dans le système de santé pourrait être une expérience complètement différente de celle d'un jeune homme vivant en milieu urbain avec un accès facile à l'information et aux services de santé.

La sensibilisation commence par la reconnaissance que chaque individu est unique, mais aussi qu'il est le produit d'une complexité de facteurs qui interagissent et influencent sa santé. Cela implique une formation continue pour les professionnels de la santé, qui doivent se tenir au courant des enjeux spécifiques aux différentes populations qu'ils servent. Cette formation peut aborder des thèmes tels que les disparités en matière de santé, la communication interculturelle, les croyances traditionnelles en matière de santé et les obstacles systémiques à l'accès aux soins.

Mais au-delà de la formation, il est essentiel d'adopter une attitude d'écoute active et d'empathie. Posez des questions ouvertes, soyez curieux et, surtout, soyez respectueux des réponses. Reconnaissez que, parfois, les croyances ou les pratiques d'un patient peuvent différer des vôtres, mais qu'elles sont tout aussi valides et importantes pour lui.

Enfin, n'oubliez pas que la sensibilisation implique aussi une action. Cela signifie défendre des politiques qui réduisent les inégalités en matière de santé, travailler en collaboration avec les communautés pour comprendre et répondre à leurs besoins, et toujours chercher à améliorer l'accès, la qualité et la pertinence des soins pour chaque individu.

En intégrant ces principes dans leur pratique, les professionnels de la santé peuvent s'assurer qu'ils répondent non seulement aux besoins médicaux de leurs patients, mais aussi à leurs besoins humains, culturels et sociaux, offrant ainsi des soins véritablement centrés sur le patient.

Adaptation des soins selon le contexte culturel.

L'adaptation des soins médicaux selon le contexte culturel est primordiale pour une prise en charge globale et respectueuse du patient. La médecine, dans son essence, est une science, mais la manière dont elle est perçue et pratiquée est grandement influencée par la culture. Ainsi, pour offrir des soins pertinents et empathiques, il est essentiel d'intégrer cette dimension culturelle. Voici une approche intégrée de cette adaptation :

Lorsqu'un médecin pose son stéthoscope sur la poitrine d'un patient, il écoute plus que simplement le rythme cardiaque ; il se connecte à l'histoire, aux croyances, et aux valeurs de ce patient. Ce simple geste devient alors un pont entre la science médicale et l'univers culturel du patient.

1. Connaissance et sensibilisation :
Il est essentiel pour les professionnels de la santé de se familiariser avec les diverses cultures qu'ils sont susceptibles de rencontrer dans leur pratique. Cela peut impliquer la compréhension des croyances relatives à la maladie, à la mort, à la famille, ainsi que des pratiques alimentaires ou religieuses qui peuvent influencer les soins.

2. Communication efficace :
Cela peut signifier l'utilisation d'interprètes lorsque les barrières linguistiques existent, mais aussi comprendre le non-verbal, qui peut varier d'une culture à l'autre. La manière dont on pose des questions, le niveau de contact visuel et même la proximité physique lors de l'interaction peuvent tous avoir des significations culturelles.

3. Respect des croyances et des pratiques :
Il est crucial d'approcher chaque patient avec un esprit ouvert, sans porter de jugement. Si un patient suit une pratique traditionnelle ou a une croyance particulière concernant sa maladie, le professionnel doit travailler avec lui pour intégrer, si possible, ces croyances dans le plan de traitement.

4. Prise de décision partagée :
Dans certains contextes culturels, les décisions médicales ne sont pas prises uniquement par le patient, mais en collaboration avec la famille ou la communauté. Il est crucial de reconnaître ces dynamiques et de les intégrer dans le processus de soins.

5. Éducation adaptée :
Fournir des informations médicales d'une manière qui est culturellement pertinente et accessible. Cela peut impliquer des supports visuels, des brochures dans différentes langues, ou même des ateliers communautaires.

6. Collaboration avec les guérisseurs traditionnels :
Dans de nombreuses cultures, les guérisseurs jouent un rôle essentiel dans la santé et le bien-être. Collaborer avec eux peut renforcer la confiance et améliorer les résultats pour le patient.

7. Flexibilité :
L'adaptation des soins à un contexte culturel signifie aussi être flexible. Cela peut impliquer de modifier les plans de

traitement, les horaires des rendez-vous ou même les protocoles médicaux pour répondre aux besoins culturels d'un patient.

L'adaptation des soins médicaux selon le contexte culturel n'est pas un luxe, mais une nécessité. Dans un monde globalisé, où les frontières sont de plus en plus floues, les soins médicaux doivent transcender les limites culturelles pour toucher l'essence même de l'humanité : le désir de santé, de bien-être et de respect mutuel.

Chapitre 14 :
PHARMACOLOGIE
EN ENDOCRINOLOGIE

Médicaments couramment utilisés et leur mécanisme d'action.

Dans le domaine de l'endocrinologie, de nombreux médicaments sont utilisés pour traiter divers troubles. Ces médicaments agissent de différentes manières pour moduler ou remplacer les hormones endogènes. Voici une liste des médicaments couramment utilisés en endocrinologie avec leur mécanisme d'action :

1. Insuline (utilisée dans le traitement du diabète) :
   - **Mécanisme d'action** : L'insuline régule la concentration de glucose dans le sang en favorisant son entrée dans les cellules, notamment les cellules musculaires et adipeuses. Elle inhibe également la production de glucose par le foie.

2. Metformine (traitement du diabète de type 2) :
   - **Mécanisme d'action** : La metformine diminue la production hépatique de glucose et améliore la sensibilité à l'insuline, permettant ainsi une meilleure utilisation périphérique du glucose.

3. Lévothyroxine (traitement de l'hypothyroïdie) :
   - **Mécanisme d'action** : C'est une forme synthétique de l'hormone thyroïdienne T4. Elle remplace ou complète les hormones thyroïdiennes endogènes, améliorant ainsi les symptômes de l'hypothyroïdie.

4. Médicaments antithyroïdiens (tels que le propylthiouracile et le méthimazole) :
   - **Mécanisme d'action** : Ils inhibent la synthèse des hormones thyroïdiennes par la glande thyroïde, utilisés pour traiter l'hyperthyroïdie.

5. Corticostéroïdes (comme la prednisone, utilisés dans diverses affections) :

  - **Mécanisme d'action** : Ces médicaments sont des analogues synthétiques des hormones produites par les glandes surrénales. Ils ont des effets anti-inflammatoires, immunosuppresseurs et influencent le métabolisme des glucides, des protéines et des graisses.

6. Inhibiteurs de l'aromatase (tels que l'anastrozole, utilisés dans certains cancers du sein) :

  - **Mécanisme d'action** : Ces médicaments inhibent l'enzyme aromatase, qui convertit les androgènes en œstrogènes. En réduisant les niveaux d'œstrogènes, ils peuvent aider à traiter certains cancers du sein hormono-dépendants.

7. Bisphosphonates (comme l'alendronate, utilisés dans l'ostéoporose) :

  - **Mécanisme d'action** : Ces médicaments inhibent la résorption osseuse, réduisant ainsi la perte osseuse et augmentant la densité minérale osseuse.

8. Agonistes de la GnRH (comme le leuprolide, utilisés dans l'endométriose, les fibromes et certains cancers) :

  - **Mécanisme d'action** : Ces médicaments modulent la libération d'hormones gonadotropes (LH et FSH) par l'hypophyse, affectant ainsi la production d'hormones sexuelles comme les œstrogènes et la testostérone.

Ceci n'est qu'une liste partielle des médicaments utilisés en endocrinologie, mais elle offre un aperçu de la diversité des mécanismes d'action de ces agents thérapeutiques. Il est toujours recommandé de consulter un spécialiste pour obtenir des informations spécifiques sur un médicament ou un traitement.

Interactions médicamenteuses à surveiller.

Les interactions médicamenteuses peuvent altérer l'efficacité ou augmenter le risque d'effets secondaires des médicaments. En endocrinologie, étant donné la nature délicate de l'équilibre hormonal, il est particulièrement crucial d'être conscient de ces interactions. Voici certaines des interactions médicamenteuses courantes à surveiller dans ce domaine :

1. Lévothyroxine :
   - **Suppléments de calcium et de fer** : Ils peuvent réduire l'absorption de la lévothyroxine. Il est généralement recommandé de prendre ces suppléments à plusieurs heures d'intervalle de la lévothyroxine.
   - **Anti-acides** contenant de l'aluminium ou du magnésium : Peuvent diminuer l'absorption de la lévothyroxine.

2. Insuline et médicaments hypoglycémiants :
   - **Bêta-bloquants** : Ils peuvent masquer les symptômes d'hypoglycémie et réduire la réponse hypoglycémiante.
   - **Thiazidiques** : Peuvent augmenter la glycémie, nécessitant un ajustement de la dose d'insuline.

3. Médicaments antithyroïdiens (par exemple, propylthiouracile) :
   - **Anticoagulants** : L'effet anticoagulant peut être augmenté, augmentant le risque de saignement.
   - **Bêta-bloquants** : Risque augmenté d'effets secondaires tels que la bradycardie.

4. Corticostéroïdes :
   - **Anti-inflammatoires non stéroïdiens (AINS)** : Augmente le risque d'ulcères gastro-intestinaux et de saignements.

Diurétiques : Risque accru de déséquilibre électrolytique, notamment de la hypokaliémie.

5. Agonistes de la GnRH :

Oestrogènes et progestatifs : Peut diminuer l'efficacité des agonistes de la GnRH.

6. Bisphosphonates :

Anti-acides : Peuvent interférer avec l'absorption des bisphosphonates.

Aspirine : Augmente le risque d'irritation gastrique.

7. Médicaments pour le diabète de type 2 (comme la metformine) :

Contrastes iodés utilisés pour l'imagerie : Peuvent augmenter le risque d'acidose lactique chez les patients prenant de la metformine.

8. Inhibiteurs de l'aromatase :

Médicaments contenant des estrogènes : Peuvent diminuer l'efficacité des inhibiteurs de l'aromatase.

Il est crucial de noter que cette liste est loin d'être exhaustive. Les patients doivent toujours informer leur médecin de tous les médicaments, compléments et remèdes à base de plantes qu'ils prennent. De plus, la consultation régulière d'une base de données pharmacologique fiable ou d'un pharmacien spécialisé est essentielle pour les professionnels de la santé afin de minimiser le risque d'interactions médicamenteuses nocives.

Importance de l'adhésion au traitement.

L'adhésion au traitement, c'est-à-dire le degré auquel un patient suit les recommandations médicales concernant les médicaments, le régime alimentaire ou d'autres modifications du mode de vie, est un élément fondamental de la réussite thérapeutique. Une bonne adhésion optimise l'efficacité du traitement, améliore les résultats pour le patient et réduit les coûts de santé. Voici une discussion fluide sur son importance :

Imaginons un jardinier qui sème des graines dans un champ, espérant une récolte abondante. Il sait que pour que ces graines germent et produisent, il doit les arroser régulièrement, les protéger des parasites et leur fournir les nutriments appropriés. Si, pour une raison quelconque, il néglige ces soins, la récolte risque d'être médiocre. De la même manière, le traitement médical peut être considéré comme une graine que le médecin plante pour améliorer la santé du patient. Cependant, sans l'adhésion appropriée du patient, cette graine peut ne pas donner les résultats escomptés.

Optimisation de l'efficacité du traitement : Tout comme une plante a besoin d'eau régulière pour grandir, un traitement nécessite une prise régulière pour fonctionner correctement. Par exemple, omettre des doses d'antibiotiques peut non seulement diminuer leur efficacité, mais aussi contribuer à la résistance aux médicaments.

Prévention des complications : Si une plante est laissée sans surveillance, elle peut être envahie par des parasites ou des maladies. De même, lorsqu'un patient ne suit pas son régime de traitement, il peut être exposé à des complications. Dans le diabète, par exemple, une adhésion médiocre peut entraîner des complications graves telles que la cécité, la neuropathie ou des problèmes cardiaques.

Economie des ressources de santé : Un jardinier prévoyant qui prend soin de son jardin dès le départ évite le coût et l'effort de traiter les problèmes plus tard. De la même manière, une bonne adhésion peut réduire le besoin d'hospitalisations, de traitements coûteux et d'autres interventions médicales.

Autonomisation du patient : Le jardinier qui voit ses plantes fleurir grâce à ses efforts se sent valorisé et confiant. Un patient qui adhère à son traitement et voit des améliorations dans sa santé se sent également autonome et en contrôle de sa vie.

Renforcement de la relation médecin-patient : Tout comme un jardinier peut chercher des conseils auprès d'experts ou d'autres jardiniers, un patient doit avoir confiance en son médecin pour suivre ses recommandations. Une bonne adhésion renforce cette relation de confiance et ouvre la voie à une communication plus ouverte.

Comme pour un jardin, le succès du traitement dépend autant des soins quotidiens que de la qualité des graines. La sensibilisation à l'importance de l'adhésion et la fourniture des outils nécessaires pour soutenir cette adhésion sont essentielles pour garantir que chaque patient ait la meilleure chance de vivre en bonne santé.

Effets secondaires courants et leur gestion.

Les médicaments endocriniens, comme tous les médicaments, peuvent présenter des effets secondaires. La connaissance de ces effets secondaires et de leur gestion est cruciale à la fois pour le professionnel de santé et pour le patient. Abordons ce sujet en évoquant les effets secondaires courants de certains médicaments endocriniens et leurs stratégies de gestion, en gardant un style fluide et intégré.

Dans le voyage qu'est le traitement médical, les effets secondaires peuvent être comparés à des obstacles imprévus sur une route. Ils peuvent survenir à n'importe quel moment, mais avec une préparation et une réponse appropriées, ils peuvent souvent être gérés ou atténués.

Prenons, par exemple, la **lévothyroxine**, utilisée pour traiter l'hypothyroïdie. Si la dose est trop élevée, le patient peut ressentir des symptômes d'hyperthyroïdie, tels que des palpitations, de l'agitation ou des insomnies. Dans ce cas, la route vers un traitement réussi pourrait nécessiter une révision de la dose. La surveillance régulière des taux de TSH (hormone thyréotrope) et des symptômes permet une adaptation fine du traitement.

En parlant du **diabète**, les médicaments hypoglycémiants, comme l'insuline, peuvent parfois entraîner une hypoglycémie, une situation comparable à un virage soudain et inattendu sur une route. La gestion immédiate impliquerait la consommation de glucides rapides, comme un jus sucré ou des bonbons. Pour éviter de futurs épisodes, il serait essentiel de revoir le régime alimentaire, l'exercice, et éventuellement d'ajuster la dose du médicament.

Les **corticostéroïdes**, puissants anti-inflammatoires, peuvent ressembler à une autoroute à grande vitesse pour traiter les inflammations et les réactions auto-immunes. Cependant, cette route a des péages sous forme d'effets secondaires comme la prise de poids, l'ostéoporose ou l'insomnie. Pour gérer ces effets, il est souvent recommandé de prendre le médicament le matin, d'adopter un régime riche en calcium et en vitamine D, et de surveiller régulièrement la densité osseuse.

Enfin, les médicaments pour l'ostéoporose, comme les **bisphosphonates**, ont leur propre ensemble d'obstacles. Ils peuvent causer des problèmes gastro-intestinaux ou, rarement, une ostéonécrose de la mâchoire. Une stratégie pour éviter ces problèmes pourrait être de prendre le médicament à jeun, de rester debout pendant 30 minutes après la prise, et d'avoir une bonne hygiène dentaire.

La clé, sur ce voyage thérapeutique, est la communication ouverte entre le patient et le professionnel de santé. Connaître la route, anticiper les virages et avoir un plan pour chaque obstacle permettent de poursuivre le voyage en toute sécurité et d'atteindre la destination souhaitée : une meilleure santé.

Chapitre 15 :
APPROCHE HOLISTIQUE
EN ENDOCRINOLOGIE

L'importance de l'équilibre
entre le corps, l'esprit et l'âme.

L'harmonie entre le corps, l'esprit et l'âme est souvent envisagée comme un idéal de bien-être complet. Cette trinité interconnectée façonne notre expérience de la vie, notre réponse aux défis et notre recherche de sens. Plongeons ensemble dans une réflexion fluide sur l'importance de cet équilibre.

Imaginez un instrument de musique, tel qu'un violon. Le corps de l'instrument, fait de bois sculpté, pourrait être comparé à notre corps physique, offrant la structure et la forme. Les mélodies qu'il produit évoquent notre esprit, avec ses pensées, ses émotions et sa conscience. La passion et l'intention derrière chaque note jouée incarnent l'âme, cette étincelle intangible qui donne de la profondeur et du sens à notre existence.

   Le corps : Comme le violon, notre corps a besoin d'entretien. Il nécessite une nutrition appropriée, de l'exercice et du repos pour fonctionner de manière optimale. Quand il est bien entretenu, il devient un instrument précis et réactif, capable de transformer nos intentions en actions et nos pensées en réalités.
   L'esprit : Les mélodies jouées sur le violon peuvent évoquer des émotions variées, tout comme notre esprit navigue à travers un éventail de pensées et de sentiments chaque jour. La santé mentale est aussi importante que la santé physique. Un esprit sain nous permet d'interpréter le monde qui nous entoure, de

prendre des décisions réfléchies et de construire des relations significatives.

L'âme : C'est l'énergie qui anime le violoniste, la passion qui donne vie à la musique. De même, notre âme est cette partie intérieure qui cherche du sens, qui aspire à la connexion et qui guide notre boussole morale. Elle nourrit notre sens de l'identité, notre désir d'appartenir et notre quête d'un but plus grand.

Quand ces trois éléments sont en harmonie, l'individu se sent complet, équilibré et aligné. Cependant, tout comme un violon peut se désaccorder, des déséquilibres peuvent survenir entre notre corps, notre esprit et notre âme. Ignorer l'un de ces aspects peut entraîner des sentiments de malaise, de frustration ou de vide.

Reconnaître l'importance de cet équilibre est la première étape vers un bien-être holistique. Cela implique d'écouter les besoins de son corps, de nourrir son esprit avec des pensées positives et de se connecter à son âme à travers des pratiques spirituelles, la méditation ou la créativité.

Dans le domaine médical, l'importance de cet équilibre est de plus en plus reconnue. Les approches holistiques, qui intègrent les soins du corps, de l'esprit et de l'âme, offrent une perspective plus complète de la santé et du bien-être. Ainsi, comme le violoniste qui, avec passion et pratique, cherche à maîtriser chaque note, chacun de nous est invité à chercher cet équilibre, à affiner notre harmonie intérieure, et à jouer la mélodie unique et précieuse de notre vie.

Techniques complémentaires : méditation, yoga, acupuncture.

L'évolution constante de la médecine moderne a mis en lumière l'importance des thérapies complémentaires et alternatives. Parmi elles, la méditation, le yoga et l'acupuncture ont gagné une reconnaissance particulière pour leur capacité à favoriser le bien-être global. Intégrons ces trois pratiques dans une exploration fluide et cohérente de leurs bienfaits.

Envisagez la santé et le bien-être comme un vaste paysage. Au cœur de ce paysage se trouve une rivière sereine, symbolisant notre équilibre intérieur. Cette rivière est nourrie par trois affluents essentiels : la méditation, le yoga et l'acupuncture.

1. La méditation :
C'est comme une source d'eau pure qui se jette dans notre rivière intérieure. En se consacrant à la méditation, l'individu se recentre, trouvant un moment de paix dans le tumulte quotidien. La méditation aide à clarifier l'esprit, à gérer le stress et à renforcer la conscience de soi. En la pratiquant régulièrement, on peut réduire l'anxiété, améliorer la concentration et cultiver un sentiment profond de paix intérieure.

2. Le yoga :
Il peut être comparé à un courant vitalisant, stimulant la circulation de la rivière. C'est une ancienne pratique qui unit le corps et l'esprit à travers une série de postures, de techniques respiratoires et de méditations. Le yoga renforce le corps, améliore la flexibilité et favorise une relaxation profonde. En harmonisant le souffle avec le mouvement, le yoga invite à une présence consciente, renforçant ainsi le lien entre le physique et le mental.

3. L'acupuncture :
Imaginez cette pratique comme un affluent qui corrige le cours de la rivière, débloquant les obstacles et rétablissant le flux naturel. Fondée sur la médecine traditionnelle chinoise, l'acupuncture consiste à insérer de fines aiguilles en des points spécifiques du corps. Ces points sont

considérés comme des centres énergétiques, et leur stimulation vise à rééquilibrer le flux d'énergie, ou "Qi", dans le corps. L'acupuncture est reconnue pour soulager la douleur, réduire le stress et traiter diverses affections, allant des troubles digestifs aux migraines.

Comme les trois affluents nourrissent et enrichissent la rivière, la méditation, le yoga et l'acupuncture se complètent mutuellement, offrant une approche holistique du bien-être. En intégrant ces techniques dans notre routine, nous pouvons non seulement traiter les affections spécifiques, mais aussi renforcer notre résilience, améliorer notre équilibre émotionnel et cultiver une profonde connexion avec notre moi intérieur.

Dans un monde souvent marqué par le stress et la précipitation, ces pratiques rappellent l'importance de la pause, de l'écoute et du soin de soi, guidant les individus vers une harmonie plus profonde avec eux-mêmes et avec le monde qui les entoure.

L'importance d'une approche centrée sur le patient.

Au cœur de la médecine moderne réside une transformation cruciale : le passage d'une médecine centrée sur la maladie à une médecine centrée sur le patient. Cette approche individualisée reconnaît chaque patient comme une entité unique, avec ses propres expériences, valeurs et besoins. Examinons ensemble, dans un style fluide, l'importance de cette approche centrée sur le patient.

Imaginez un atelier d'art où chaque toile est traitée de la même manière, sans égard pour le sujet, les couleurs ou le style. Bien que chaque œuvre reçoive la même attention, le résultat ne rendrait pas justice à la singularité de chaque création. De la même manière, traiter chaque patient selon un modèle unique sans considérer ses individualités revient à négliger le tableau unique de sa vie.

Compréhension globale : Une approche centrée sur le patient cherche à comprendre l'ensemble du tableau - pas seulement les symptômes cliniques, mais aussi les émotions, les croyances, les antécédents et les aspirations du patient. C'est comme reconnaître chaque nuance et détail d'une œuvre d'art.

Partenariat thérapeutique : Au lieu de voir la relation médecin-patient comme une simple transmission d'informations, elle devient un véritable partenariat. Comme deux artistes collaborant sur une toile, médecin et patient travaillent main dans la main pour co-créer le meilleur chemin vers la santé.

Autonomie du patient : Valoriser l'expertise du patient sur sa propre vie est essentiel. C'est comme donner à l'artiste le pouvoir de choisir ses couleurs et ses techniques. En intégrant les préférences et les valeurs du patient dans le plan de traitement, on favorise une adhésion et une satisfaction accrues.

Communication efficace : Une écoute attentive et une communication ouverte sont au cœur de cette approche. Tout comme un critique d'art cherche à comprendre la vision de l'artiste, le médecin s'efforce de comprendre la perspective du patient.

Soutien émotionnel : Reconnaître et répondre aux besoins émotionnels du patient est aussi important que de traiter ses symptômes physiques. C'est comme prendre soin de l'âme de l'œuvre d'art, pas seulement de sa surface.

Décision partagée : Dans cette collaboration, le médecin propose son expertise médicale tandis que le patient apporte sa connaissance intime de son propre corps et de sa vie. Ensemble, ils prennent des décisions éclairées et mutuellement convenues.

En mettant le patient au centre, la médecine reconnaît que derrière chaque diagnostic se cache une histoire, une personnalité et un ensemble unique d'expériences. C'est une invitation à voir au-delà des symptômes, à écouter avec empathie et à embrasser l'art délicat et profondément humain de la guérison. En fin de compte, une approche centrée sur le patient ne fait pas seulement de la médecine une science, mais aussi un art.

Collaboration avec des professionnels alternatifs ou complémentaires.

La santé et le bien-être sont comme un vaste orchestre où chaque instrument, bien que distinct, contribue à la symphonie globale. De la même manière, la collaboration entre les professionnels de la santé traditionnels et ceux des thérapies alternatives ou complémentaires crée une mélodie holistique de soins. Explorez cette harmonie complexe et comment elle enrichit le paysage médical.

Au cœur d'une salle de concert, imaginez le médecin traditionnel comme le premier violon, jouant la mélodie principale, fondée sur des siècles de recherche médicale et d'expertise clinique. Mais autour de lui, il y a d'autres instruments, représentant des thérapeutes alternatifs ou complémentaires, chacun apportant une nuance, une profondeur, et parfois même une perspective totalement nouvelle à la composition.

1. Les naturopathes : Ils peuvent être comparés aux flûtes, apportant une douceur naturelle à l'ensemble. Ils se concentrent sur la guérison naturelle, la prévention et l'équilibre, utilisant des remèdes tels que les plantes médicinales, la nutrition et d'autres thérapies traditionnelles.

2. Les chiropraticiens : Imaginez-les comme les contrebasses, fournissant une structure et un soutien. Leur expertise se centre sur la colonne vertébrale et le système musculosquelettique, aidant à aligner le corps et à améliorer la fonction nerveuse.

3. Les acupuncteurs : Ils sont tels les harpes, touchant des points délicats pour évoquer des réponses profondes. Basée sur la médecine traditionnelle chinoise, l'acupuncture vise à équilibrer l'énergie vitale du corps, ou "Qi", en stimulant des points spécifiques.

4. Les thérapeutes en massage : Comme les percussions, ils utilisent le toucher pour soulager les tensions et favoriser la relaxation. Les massages peuvent améliorer la circulation, réduire le stress et soulager la douleur musculaire.

5. Les praticiens en méditation et en yoga : Envisagez-les comme les vents en bois, apportant calme et concentration à l'ensemble. Ils promeuvent la conscience de soi, l'équilibre mental et la flexibilité corporelle.

Lorsque ces professionnels travaillent ensemble, en harmonie avec le médecin principal, la symphonie des soins est riche et nuancée. Chaque thérapeute apporte sa propre expertise, mais c'est leur collaboration qui permet une approche intégrée du bien-être.

Le médecin, en tant que coordinateur, doit être informé des thérapies complémentaires que le patient reçoit pour s'assurer qu'elles se complètent et ne s'opposent pas. Les patients, quant à eux, doivent se sentir en confiance pour partager leurs choix thérapeutiques et chercher des conseils équilibrés.

La beauté de cette collaboration est que, tout en respectant les principes fondamentaux de la médecine basée sur des preuves, elle reconnaît et intègre les vertus des thérapies traditionnelles, alternatives et complémentaires, offrant une palette plus vaste d'options thérapeutiques.

Chapitre 16 :
ENJEUX DE LA SANTÉ MONDIALE EN ENDOCRINOLOGIE

Épidémiologie des troubles endocriniens à travers le monde.

L'épidémiologie, la science qui étudie la distribution, les déterminants et la dynamique des maladies au sein des populations, offre une fenêtre précieuse sur la prévalence et l'incidence des troubles endocriniens à travers le monde. Embarquons-nous dans un voyage à travers ce paysage médical global, explorant comment les déséquilibres hormonaux touchent les différentes régions et cultures.

Imaginez la Terre vue de l'espace, un globe lumineux avec des zones d'intense lumière et d'autres plus tamisées. Ces points lumineux pourraient symboliser les régions où certains troubles endocriniens sont prédominants, offrant une vision globale des défis et des tendances en matière de santé endocrinienne.

1. Diabète :
L'un des troubles endocriniens les plus répandus, le diabète, brille particulièrement dans de nombreuses régions du globe. En Amérique du Nord et dans certaines parties du Moyen-Orient, la prévalence du diabète de type 2 est particulièrement élevée, en grande partie due à la sédentarité, à une alimentation riche en calories et à d'autres facteurs de mode de vie. De plus, les nations en développement, avec des changements rapides dans leur mode de vie et leur alimentation, voient également une augmentation alarmante des cas.

2. Troubles thyroïdiens :

L'Europe, en particulier l'Europe centrale, a été historiquement une zone d'endémie pour la carence en iode, un élément essentiel pour la fonction thyroïdienne. Bien que la situation se soit améliorée avec l'iodation universelle du sel, des cas de goitre et d'autres troubles thyroïdiens persistent. En Asie, certaines régions ont également des taux élevés d'affections thyroïdiennes, notamment le cancer de la thyroïde.

3. Troubles de la reproduction :

Dans diverses régions d'Afrique et d'Asie, on observe une prévalence élevée de troubles de la reproduction tels que le syndrome des ovaires polykystiques (SOPK) et l'infertilité. Les facteurs génétiques, environnementaux et culturels jouent tous un rôle dans cette épidémiologie.

4. Ostéoporose :

Les régions où l'exposition au soleil est limitée, comme l'Europe du Nord, montrent une prévalence plus élevée d'ostéoporose, en partie due à une carence en vitamine D, essentielle à la santé osseuse.

5. Cancers endocriniens :

Certaines zones géographiques, notamment l'Asie de l'Est, ont un taux plus élevé de cancers spécifiques, tels que le cancer thyroïdien. Les raisons de ces variations ne sont pas toujours claires, mais elles pourraient impliquer des facteurs génétiques, environnementaux et alimentaires.

Revenant à notre vue depuis l'espace, il est crucial de reconnaître que ces points lumineux d'incidence et de prévalence ne sont pas statiques. Avec le temps, les modes de vie, l'environnement, l'accès aux soins de santé et la sensibilisation influencent la dynamique de ces troubles endocriniens. Cependant, grâce à l'épidémiologie, les chercheurs et les professionnels de la santé peuvent mieux comprendre, prévenir et traiter ces affections, travaillant inlassablement pour rendre le tableau global de la santé endocrinienne plus lumineux pour tous.

Défis et opportunités
dans les pays à ressources limitées.

Dans les pays à ressources limitées, la médecine endocrinienne, tout comme d'autres spécialités médicales, se présente comme un puzzle complexe de défis entrelacés d'opportunités inattendues. C'est comme une route sinueuse à travers un terrain accidenté, où chaque virage difficile révèle un panorama de possibilités et d'espoirs renouvelés.

La première grande difficulté dans ces régions est l'accès limité aux soins de santé. Nombreux sont ceux qui, confrontés à des symptômes alarmants, n'ont pas les moyens ou la proximité géographique pour consulter un spécialiste, laissant ainsi des affections endocriniennes non diagnostiquées ou mal traitées. Mais dans cette ombre, surgit une opportunité : celle de la télémédecine. Grâce aux avancées technologiques, même un smartphone basique peut servir de pont entre un patient isolé et un spécialiste, offrant ainsi un diagnostic ou des conseils médicaux précieux.

Ensuite, le manque d'équipements et de médicaments spécialisés rend difficile la prise en charge des patients. Sans les outils adéquats, le diagnostic et le traitement des troubles endocriniens peuvent être entravés. Cependant, cette contrainte a stimulé des innovations frugales et l'adaptation d'outils existants pour répondre aux besoins locaux. Par exemple, l'utilisation d'outils de diagnostic simplifiés ou la formation de travailleurs de santé communautaires pour administrer des soins de base.

La sensibilisation et l'éducation sont également des défis majeurs. Les mythes, les stigmates et le manque d'information peuvent conduire à des retards dans le diagnostic ou à des traitements inappropriés. Mais ici encore, l'opportunité se profile : des campagnes d'éducation communautaire, des programmes scolaires ou des ambassadeurs de santé locaux peuvent éclairer les communautés sur les troubles endocriniens et encourager des soins opportuns.

Les ressources financières limitées rendent souvent difficile l'achat de médicaments ou le paiement des consultations. Toutefois, cela a incité de nombreux pays à explorer des modèles de financement innovants, tels que les micro-assurances ou les partenariats public-privé, pour rendre les soins accessibles à tous.

Enfin, la formation spécialisée peut être rare, avec peu d'endocrinologues disponibles pour une population importante. Pourtant, dans ce défi se cache l'opportunité de programmes de formation à distance, de jumelage avec des institutions internationales ou de cours intensifs pour équiper les généralistes de compétences endocriniennes de base.

Naviguant sur cette route sinueuse, les pays à ressources limitées illustrent une leçon essentielle : la résilience face à l'adversité. Avec chaque défi rencontré, la créativité, la collaboration et la détermination jaillissent, façonnant un avenir où, malgré les obstacles, la santé endocrinienne devient accessible à tous, où que l'on soit.

Collaboration internationale et programmes d'échange.

La collaboration internationale et les programmes d'échange dans le domaine médical sont tels des ponts jetés entre différentes nations et cultures, ouvrant des voies pour le partage de connaissances, de compétences et de ressources. Envisagez cette collaboration comme une grande toile tissée de fils interconnectés, chaque fil représentant une nation, une institution ou un individu, travaillant ensemble pour créer une image globale de progrès et d'innovation.

Au cœur de cette toile, les programmes d'échange sont les navettes qui tissent ces fils ensemble. Ils permettent aux professionnels de la santé, qu'il s'agisse d'étudiants, de chercheurs ou de cliniciens, de voyager d'une région à l'autre, d'immerger dans une nouvelle culture médicale, et d'apporter chez eux des perspectives fraîches et des compétences enrichies.

L'un des bénéfices les plus évidents de ces échanges est le transfert de connaissances. Un endocrinologue d'un pays développé, par exemple, peut partager des avancées récentes en matière de diagnostic ou de traitement des troubles endocriniens avec ses homologues dans un pays en développement. Inversement, ce même endocrinologue pourrait apprendre des approches traditionnelles ou des méthodes innovantes de gestion des maladies adaptées aux ressources limitées.

Mais au-delà du partage de connaissances, ces échanges cultivent aussi une profonde compréhension culturelle. Chaque système de santé est le reflet des valeurs, des croyances et des traditions de sa société. En se plongeant dans un environnement médical différent, les professionnels de la santé acquièrent une sensibilité culturelle, essentielle pour une médecine véritablement centrée sur le patient dans un monde globalisé.

Ces programmes stimulent également la recherche collaborative. Face à des défis médicaux mondiaux, tels que la pandémie de COVID-19 ou la montée du diabète, la collaboration internationale est essentielle pour unir les efforts, partager les données et accélérer les découvertes.

En outre, la collaboration internationale renforce également les capacités. Grâce à des partenariats institutionnels, des hôpitaux et des universités peuvent bénéficier d'équipements, de formations ou de ressources, améliorant ainsi la qualité et l'efficacité de leurs soins.

Enfin, pour les professionnels en début de carrière, ces échanges offrent une occasion inestimable de réseautage, d'établir des contacts avec des mentors ou des collègues à l'étranger, et de jeter les bases de collaborations futures. Visualisez de nouveau cette toile, où chaque fil tissé renforce le tableau global. Les collaborations internationales et les programmes d'échange, avec leurs interactions multiformes, enrichissent le paysage médical, construisant une communauté mondiale où l'entraide, l'innovation et la compréhension mutuelle mènent à une meilleure santé pour tous.

L'endocrinologie face aux crises mondiales : pandémies, changements climatiques.

Face à l'ampleur grandissante des crises mondiales, telles que les pandémies et les changements climatiques, l'endocrinologie, tout comme d'autres domaines médicaux, se trouve à un carrefour d'adaptation, d'innovation et de réflexion. Imaginez cette spécialité médicale comme un phare au milieu d'une tempête, cherchant à guider les patients endocriniens à travers des eaux agitées, tout en adaptant son faisceau à de nouveaux défis.

Pandémies :
L'apparition soudaine de maladies infectieuses mondiales, comme la COVID-19, a des ramifications directes et indirectes pour l'endocrinologie. Directement, il a été observé que les patients atteints de troubles endocriniens,

en particulier le diabète, peuvent être plus vulnérables aux formes sévères de ces maladies. Cela a conduit à un examen approfondi de la manière dont les déséquilibres hormonaux peuvent interagir avec les agents infectieux et affecter l'issue de la maladie. Indirectement, les confinements et les perturbations du système de santé ont posé des défis pour la gestion continue des affections endocriniennes, du suivi régulier aux interventions chirurgicales.

Changements climatiques :
Ces bouleversements planétaires ont une multitude d'effets sur la santé, y compris sur la fonction endocrine. L'élévation des températures, par exemple, peut affecter la régulation thermique chez les patients atteints de certaines affections endocriniennes. Plus largement, les phénomènes météorologiques extrêmes peuvent perturber la production et la distribution de médicaments essentiels, comme l'insuline. De plus, la contamination environnementale, résultant des changements climatiques, peut introduire des perturbateurs endocriniens dans la chaîne alimentaire, affectant la fonction hormonale des individus.

Mais, au-delà des défis, ces crises offrent également une occasion unique de réinvention. Face à la pandémie, l'endocrinologie a embrassé la télémédecine, offrant des consultations à distance, des suivis virtuels et des éducations thérapeutiques en ligne. Cela a non seulement assuré la continuité des soins en période de crise, mais a également ouvert la voie à des modèles de soins plus flexibles et accessibles à l'avenir.

Quant aux changements climatiques, ils ont catalysé une réflexion sur la durabilité en médecine. Des pratiques plus écologiques dans les laboratoires endocriniens, l'utilisation réduite de plastiques dans les dispositifs médicaux, et une sensibilisation accrue aux perturbateurs endocriniens sont autant d'étapes vers une endocrinologie plus respectueuse de l'environnement.

Naviguant à travers ces eaux tumultueuses, l'endocrinologie, armée de science, d'innovation et de résilience, continue d'éclairer le chemin pour ses patients, tout en se forgeant elle-même pour répondre aux défis du monde en constante évolution.

Chapitre 17 :
SANTÉ NUMÉRIQUE ET ENDOCRINOLOGIE

Les applications mobiles pour le suivi et l'éducation des patients.

À l'ère du numérique, les applications mobiles ont révolutionné la manière dont les patients gèrent leurs conditions de santé et s'éduquent à propos de leurs maladies. Pensez à ces applications comme à des assistants personnels toujours à portée de main, offrant conseils, rappels et informations en temps réel. Dans le domaine de l'endocrinologie, ces outils technologiques ont apporté une valeur ajoutée considérable, transformant la relation patient-soignant et facilitant l'autogestion des affections endocriniennes.

Suivi des paramètres :
Des applications dédiées permettent aux patients diabétiques de suivre leur glycémie, d'enregistrer leur prise d'insuline ou de médicaments, et de surveiller leur régime alimentaire et leur activité physique. De même, pour ceux qui gèrent des affections thyroïdiennes, des applications peuvent aider à consigner les symptômes, les dosages de médicaments et les résultats de tests.
Rappels de médication :
L'adhésion au traitement est cruciale dans la gestion des troubles endocriniens. Des applications spécialement conçues peuvent envoyer des rappels aux patients pour prendre leurs médicaments à temps, assurant ainsi une efficacité thérapeutique optimale.

Éducation et informations :

L'accès à une information fiable est un pilier de l'autogestion. Des applications peuvent offrir des modules éducatifs, des vidéos, des articles et d'autres ressources pour aider les patients à mieux comprendre leur condition et les meilleures pratiques de gestion.

Connectivité avec les professionnels de santé :

Certaines applications offrent des fonctionnalités de télémédecine, permettant aux patients de consulter leur endocrinologue ou une équipe médicale via chat, appel ou vidéo. Cela facilite l'accès aux soins, en particulier pour ceux qui vivent dans des zones éloignées.

Communautés et soutien :

Les applications peuvent aussi offrir des forums ou des groupes de discussion où les patients peuvent partager leurs expériences, poser des questions et trouver un soutien auprès de personnes vivant des situations similaires.

Intégration avec d'autres dispositifs :

Avec l'évolution de la technologie wearable, comme les montres intelligentes ou les moniteurs continus de glucose, les applications peuvent se synchroniser avec ces appareils pour recueillir des données en temps réel, offrant ainsi une vue complète et instantanée de l'état de santé du patient.

Jeux éducatifs pour les enfants :

Pour les jeunes patients, notamment ceux atteints de diabète de type 1, des applications ludo-éducatives ont été développées pour enseigner l'autogestion de la maladie à travers des jeux et des activités interactives.

Alors que le monde médical continue d'évoluer vers une approche plus centrée sur le patient, les applications mobiles se positionnent comme des outils puissants pour autonomiser les individus dans la gestion de leur santé. Elles incarnent l'intersection entre technologie et soins, promettant un avenir où l'information, le soutien et la gestion des maladies sont littéralement au bout des doigts.

Utilisation des objets connectés (wearables) pour le suivi en temps réel.

À l'aube d'une nouvelle ère de la médecine, les objets connectés, souvent désignés sous le terme "wearables", incarnent la fusion de la technologie et des soins de santé, transformant le paysage médical en un tableau dynamique de surveillance en temps réel. Imaginez-vous portant un bracelet ou un autre gadget qui, non seulement affiche l'heure ou compte vos pas, mais surveille également des paramètres vitaux, décelant des anomalies avant même que vous ne ressentiez le moindre symptôme. C'est la promesse des wearables en endocrinologie et au-delà.

1. Surveillance du glucose :
L'un des exemples les plus révolutionnaires en endocrinologie est le moniteur continu de glucose (MCG). Ces dispositifs, portés à la surface de la peau, mesurent en temps réel le niveau de glucose dans le fluide interstitiel. Pour les diabétiques, cela signifie la possibilité de surveiller leurs niveaux sans prélèvements sanguins fréquents, tout en recevant des alertes pour les hyperglycémies ou hypoglycémies imminentes.

2. Gestion de l'insulinothérapie :
En association avec les MCG, les pompes à insuline peuvent être ajustées en temps réel en fonction des lectures de glucose, permettant une administration plus précise et personnalisée de l'insuline.

3. Surveillance de l'activité physique :

Les montres connectées et les bracelets de fitness suivent l'activité physique, le rythme cardiaque, la qualité du sommeil et d'autres paramètres. Ces données peuvent aider les patients atteints de troubles endocriniens à ajuster leur gestion de la maladie, en particulier en ce qui **concerne l'impact de l'exercice sur le métabolisme.**

4. Soutien à la perte de poids :

Pour les patients atteints de troubles métaboliques ou endocriniens associés à l'obésité, les wearables peuvent suivre l'apport calorique, l'exercice, et même les habitudes de sommeil, offrant une vue holistique des facteurs influençant la prise de poids.

5. Surveillance du stress :

Certains dispositifs peuvent mesurer les marqueurs physiologiques du stress, tels que la variabilité de la fréquence cardiaque. Ceci est particulièrement utile pour les patients dont les déséquilibres hormonaux peuvent être exacerbés par le stress chronique.

6. Rappels et notifications :

Intégrés à des applications de santé, les wearables peuvent rappeler aux patients de prendre leurs médicaments, de vérifier leurs niveaux hormonaux ou d'effectuer d'autres tâches essentielles à la gestion de leur **affection.**

7. Stockage et partage de données :

Les objets connectés peuvent stocker des données sur le long terme, permettant aux patients et aux professionnels de santé d'examiner les tendances, d'identifier les déclencheurs ou de modifier le traitement en conséquence. Alors que la promesse des wearables est indéniable, il est également essentiel de naviguer avec prudence, en veillant à la sécurité des données, à la précision des dispositifs et à la potentialité d'une surcharge informationnelle. Néanmoins, dans un monde où la technologie et la santé se mêlent de plus en plus étroitement, les objets connectés tracent un chemin vers un avenir où la prise en charge des troubles endocriniens est à la fois proactive, personnalisée et pleinement informée.

Les plateformes
de gestion des données patients.

Dans le paysage médical contemporain, les données jouent un rôle essentiel, servant de fondations à des soins de santé de qualité, précis et centrés sur le patient. Les plateformes de gestion des données patients sont comme de vastes bibliothèques numériques, hébergeant des volumes d'informations cliniques, offrant aux professionnels de santé un accès instantané et intégré à l'histoire médicale d'un patient. Dans cette exploration, nous plongerons dans le monde des plateformes de gestion des données et découvrirons comment elles façonnent l'avenir de la médecine.

1. Dossiers médicaux électroniques (DME) :
Au cœur de toute plateforme de gestion des données se trouve le DME. Il s'agit d'un dossier numérique complet d'un patient, comprenant son historique médical, ses médicaments, ses allergies, ses résultats de laboratoire, ses images radiologiques et bien plus encore. Les DME facilitent non seulement le stockage et l'accès aux données, mais permettent également une coordination des soins entre différents spécialistes ou institutions.

2. Portails patients :
Ces plateformes en ligne offrent aux patients un accès direct à leurs informations médicales, leur permettant de consulter leurs résultats, de prendre des rendez-vous, de renouveler des ordonnances ou de communiquer directement avec leur équipe médicale.

3. Plateformes d'analyse de données :
Au-delà de la simple conservation des données, certaines plateformes utilisent des algorithmes avancés pour

analyser et interpréter les informations, identifiant des tendances, des anomalies ou même prédire des risques pour le patient, aidant ainsi les professionnels de santé à prendre des décisions éclairées.

4. Intégrations inter-systèmes :

Afin de garantir une continuité des soins, de nombreuses plateformes permettent l'intégration entre différents systèmes ou institutions, assurant ainsi que les données d'un patient sont accessibles, qu'il soit vu dans une clinique locale ou un grand hôpital universitaire.

5. Sécurité et confidentialité :

Avec la montée des cyberattaques et des préoccupations concernant la confidentialité, les plateformes de gestion des données mettent l'accent sur la sécurité, utilisant des protocoles de cryptage avancés, des authentifications à deux facteurs et d'autres mesures pour protéger les informations sensibles.

6. Interopérabilité :

Dans un monde où la technologie évolue rapidement, l'interopérabilité – la capacité des systèmes à communiquer entre eux – est essentielle. Les plateformes modernes sont conçues pour être compatibles avec une variété d'outils, d'applications et de dispositifs, du moniteur de glucose d'un patient à une imagerie de pointe.

7. Intelligence artificielle et apprentissage automatique :

Certaines plateformes intègrent l'intelligence artificielle (IA) pour analyser les données, offrant des diagnostics potentiels, des suggestions de traitement ou même identifiant des patients à risque pour certaines complications.

À mesure que le volume d'informations médicales croît exponentiellement, les plateformes de gestion des données patients se positionnent comme les gardiennes de cette précieuse ressource. Elles transforment des montagnes de données en informations actionnables, guidant les décisions cliniques et façonnant une ère de médecine où chaque décision est soutenue par une compréhension complète et intégrée de l'histoire unique de chaque patient.

L'importance de la cybersécurité en santé.

Dans un monde interconnecté, où la technologie est profondément intégrée à presque tous les aspects de notre vie quotidienne, la cybersécurité en santé est devenue une préoccupation cruciale. Imaginez un hôpital comme une forteresse, protégeant non seulement ses patients physiquement, mais aussi leurs précieuses données numériques. Cependant, à mesure que la médecine progresse et adopte de nouvelles technologies, elle ouvre également des portes à de potentielles vulnérabilités.

1. Protection des données sensibles :
Les dossiers médicaux contiennent une mine d'informations sensibles, allant de l'historique médical aux données financières. Une faille dans la sécurité peut mettre ces données à risque, avec des conséquences dévastatrices pour les patients. Des incidents de vol d'identité, de fraude ou d'extorsion peuvent découler d'une seule brèche de données.

2. Intégrité des systèmes médicaux :
Au-delà des dossiers eux-mêmes, de nombreux hôpitaux et cliniques sont équipés d'appareils médicaux connectés. Une atteinte à la sécurité de ces dispositifs pourrait perturber leur fonctionnement, voire les rendre inopérants, mettant en danger la vie des patients.

3. Continuité des soins :
Les cyberattaques, comme les ransomwares, peuvent paralyser les systèmes d'un établissement de santé, retardant ou interrompant les soins critiques, les chirurgies programmées ou l'accès aux médicaments essentiels.

4. Confidentialité :
Le respect de la vie privée est un droit fondamental des patients. Une brèche dans la cybersécurité pourrait exposer des détails intimes de la vie d'un patient, créant des situations embarrassantes, voire traumatisantes.

5. Conformité réglementaire :
De nombreux pays ont instauré des réglementations strictes concernant la protection des données de santé. Les violations de ces réglementations peuvent entraîner des sanctions sévères, des amendes considérables et une perte de confiance de la part des patients et du public.

6. Recherche et développement :
Les données médicales sont essentielles pour la recherche et le développement. Une brèche pourrait compromettre des études en cours, ralentir le développement de nouveaux traitements ou médicaments, et mettre en péril les collaborations de recherche.

L'importance de la cybersécurité en santé est donc indéniable. Pour chaque avancée technologique, il est essentiel d'avoir une stratégie de sécurité correspondante. Cela nécessite des investissements dans des infrastructures sécurisées, une formation régulière du personnel et une veille constante des menaces émergentes.

Alors que la santé embrasse l'ère numérique, la cybersécurité doit être envisagée non pas comme une afterthought, mais comme une composante intrinsèque de la médecine moderne. Elle est le bouclier qui protège l'intégrité, la confidentialité et la disponibilité des données, garantissant ainsi que la technologie médicale reste un outil de guérison, et non une vulnérabilité.

Chapitre 18 :
PRÉVENTION EN ENDOCRINOLOGIE

Promotion des habitudes de vie saines.

La promotion des habitudes de vie saines est comme le murmure constant d'une mélodie bienveillante, qui nous rappelle l'importance de prendre soin de notre corps, de notre esprit, et de notre âme. Dans un monde moderne où nous sommes assaillis par des sollicitations incessantes, des modes de vie trépidants et des tentations à chaque coin de rue, il est d'autant plus vital de prôner un retour aux fondamentaux de la santé.

1. Alimentation équilibrée :
Imaginez notre corps comme une machine complexe qui a besoin du bon carburant pour fonctionner de manière optimale. Une alimentation riche en fruits, légumes, grains entiers, protéines maigres et acides gras essentiels est essentielle. Éviter les sucres raffinés, les graisses saturées et les aliments ultra-transformés est tout aussi crucial pour maintenir un équilibre intérieur.

2. Activité physique régulière :
Telle une danse rythmée, l'activité physique est le moyen pour notre corps d'exprimer son énergie, de renforcer sa résilience et d'harmoniser ses fonctions. Qu'il s'agisse de marche, de course, de natation, de yoga ou de tout autre sport, le mouvement est la clé pour maintenir une santé optimale.

3. Repos et sommeil :
Comme le calme apaisant d'une nuit étoilée, le sommeil nous offre une chance de régénérer, de guérir et de rêver. Un sommeil de qualité renforce notre système immunitaire, améliore notre humeur et booste notre énergie.

4. Gestion du stress :
À l'instar d'un jardin paisible au milieu d'une ville animée, des techniques telles que la méditation, la pleine conscience et la relaxation profonde peuvent nous aider à naviguer dans les tempêtes de la vie, à trouver notre centre et à équilibrer nos émotions.

. Relations saines :
Les êtres humains sont, par nature, des créatures sociales. Cultiver des relations positives, des amitiés profondes et des liens familiaux solides est essentiel pour notre bien-être émotionnel et psychologique.

6. Évitement des substances nocives :
Tout comme un fleuve purifié est plus bénéfique qu'une eau polluée, éviter ou limiter la consommation d'alcool, de tabac et d'autres drogues protège notre corps de dommages potentiellement irréversibles.

7. Éducation continue :
Le cerveau, curieux et avide de connaissances, s'épanouit avec l'apprentissage continu. Qu'il s'agisse de lire, d'assister à des conférences ou d'apprendre un nouvel art, nourrir notre esprit renforce notre santé cognitive.

8. Bilans médicaux réguliers :
Comme un architecte inspectant l'intégrité d'une structure, les bilans médicaux permettent de déceler des anomalies avant qu'elles ne deviennent problématiques, assurant ainsi une intervention précoce et une meilleure gestion.

La promotion des habitudes de vie saines est donc bien plus qu'une simple liste de recommandations. C'est une philosophie, une invitation à respecter, à chérir et à célébrer notre corps et notre esprit, en cultivant chaque jour des rituels qui nous élèvent, nous nourrissent et nous transforment.

Vaccination et prévention des maladies endocriniennes.

La vaccination est l'une des interventions médicales les plus efficaces pour prévenir les maladies infectieuses. Si les maladies endocriniennes, dans leur essence, ne sont pas des maladies infectieuses et ne peuvent donc être "prévenues" par la vaccination au sens classique, certaines infections peuvent cependant avoir un impact sur le système endocrinien ou déclencher des désordres endocriniens. Évoquons cela dans un contexte plus vaste de prévention.

1. Vaccination et prévention directe des troubles endocriniens :

Virus des oreillons : Les oreillons, bien que principalement associés à une inflammation des glandes salivaires, peuvent également entraîner une orchite (inflammation des testicules) pouvant, dans de rares cas, conduire à une insuffisance testiculaire.

Virus de la rubéole: Si une femme contracte la rubéole pendant la grossesse, cela peut affecter le développement du fœtus, y compris le système endocrinien.

2. Prévention des conditions qui peuvent coexister avec des maladies endocriniennes :

Les personnes atteintes de diabète ont un risque accru de complications si elles contractent certaines maladies infectieuses. Ainsi, la vaccination contre la grippe, la pneumonie et l'hépatite B est souvent recommandée pour les diabétiques pour prévenir ces infections et leurs complications potentielles.

3. Prévention des maladies auto-immunes endocriniennes :

Si la cause exacte de la plupart des maladies auto-immunes endocriniennes n'est pas encore pleinement comprise, on sait que les infections peuvent déclencher des réactions auto-immunes chez certains individus. Dans ce contexte, la prévention des infections grâce à la vaccination pourrait réduire le risque de développer des maladies auto-immunes, y compris celles qui affectent le système endocrinien comme la thyroïdite de Hashimoto.

4. Impact à long terme des infections :

Certaines infections peuvent avoir des répercussions à long terme sur le système endocrinien. Par exemple, certaines études suggèrent que les infections virales pendant la grossesse pourraient augmenter le risque de diabète de type 1 chez l'enfant. Bien que la recherche soit en cours, cela souligne l'importance de la vaccination et de la prévention des infections pendant cette période cruciale. Il est également important de noter que les médicaments utilisés pour traiter certaines infections peuvent interagir avec le système endocrinien ou avec les médicaments utilisés pour traiter les affections endocriniennes. Dans ces cas, la prévention des infections par la vaccination peut également aider à prévenir des complications ou des interactions médicamenteuses indésirables.

Bien que la vaccination ne cible pas directement la prévention des maladies endocriniennes, elle joue un rôle crucial dans la prévention des infections qui peuvent influencer le système endocrinien ou affecter ceux qui ont des maladies endocriniennes. Comme pour toutes les décisions médicales, il est essentiel de consulter un professionnel de santé pour obtenir des recommandations spécifiques à chaque individu.

Rôle éducatif de l'infirmier en prévention.

L'infirmier, au carrefour des soins médicaux et du bien-être du patient, joue un rôle clé dans la prévention des maladies et la promotion d'un mode de vie sain. Leur rôle éducatif ne se limite pas uniquement à la transmission d'informations, mais englobe aussi le soutien, le conseil et l'accompagnement pour aider les patients à adopter et maintenir des comportements de santé bénéfiques.

1. Éducation sur la maladie :
L'infirmier fournit des informations détaillées sur les affections médicales, leurs causes, symptômes, traitements et complications potentielles. Par exemple, pour un patient diabétique, l'infirmier expliquera la nature du diabète, les variations de la glycémie et l'importance de la surveillance.

2. Compétences en autogestion :
L'infirmier enseigne aux patients comment gérer leur maladie au quotidien, comme l'auto-surveillance de la tension artérielle, l'injection d'insuline ou la reconnaissance des signes d'une crise asthmatique.

3. Conseils en matière de mode de vie :
Cela englobe des conseils sur la nutrition, l'exercice, le sommeil et la gestion du stress. Par exemple, conseiller un patient obèse sur l'importance d'une alimentation équilibrée et d'une activité physique régulière.

4. Prévention des complications :
Pour les patients atteints de maladies chroniques, l'infirmier mettra l'accent sur la prévention des complications. Cela peut inclure l'importance de prendre régulièrement des médicaments ou de suivre un régime spécifique.

5. Ressources et orientation :
L'infirmier peut diriger les patients vers des ressources supplémentaires, comme des groupes de soutien, des diététiciens ou des thérapeutes.

6. Vaccinations et prophylaxie :
Éduquer les patients sur l'importance des vaccinations pour prévenir les maladies, ou des mesures

prophylactiques pour des situations spécifiques, comme la prévention du paludisme lors de voyages dans des zones à risque.

7. Sécurité et prévention des accidents :
Cela peut varier de la prévention des chutes chez les personnes âgées à l'éducation sur la sécurité des médicaments pour éviter les surdoses accidentelles.

8. Promotion de comportements sains :
Outre la gestion de la maladie, l'infirmier promeut également des comportements sains, tels que l'arrêt du tabac, la consommation modérée d'alcool ou la pratique régulière d'exercices.

9. Éducation à la santé reproductive :
Fournir des informations sur la contraception, la santé pendant la grossesse, la prévention des IST ou les examens de dépistage comme la mammographie.

10. Accompagnement émotionnel et soutien psychologique :
Reconnaître les signes de détresse émotionnelle ou psychologique et offrir un soutien, des ressources ou une orientation adaptée.

La richesse du rôle éducatif de l'infirmier réside dans sa capacité à adapter ses interventions à chaque patient, en tenant compte de son contexte individuel, de sa culture, de son niveau d'éducation et de ses besoins spécifiques. Ce rôle dépasse la simple transmission d'informations pour devenir un véritable partenariat avec le patient dans son parcours de santé.

Collaboration avec d'autres professionnels de la santé en prévention.

La prévention des maladies et la promotion de la santé sont des missions qui transcendent les frontières professionnelles dans le monde médical. En effet, la collaboration interprofessionnelle est essentielle pour offrir des soins holistiques et complets aux patients. Imaginons cette collaboration comme une symphonie où chaque professionnel joue son propre instrument, mais tous travaillent ensemble pour créer une mélodie harmonieuse.

1. Médecins généralistes et spécialistes :
Ils établissent souvent le diagnostic initial et créent un plan de traitement. Ils sont également le pivot de la coordination des soins, dirigeant les patients vers d'autres spécialistes ou thérapeutes si nécessaire.

2. Pharmaciens :
Ils conseillent les patients sur la prise correcte de médicaments, les interactions médicamenteuses, les effets secondaires et l'importance de l'adhésion au traitement. Les pharmaciens peuvent également proposer des dépistages ou des vaccinations.

3. Diététiciens/nutritionnistes :
Ces experts offrent des conseils sur l'alimentation et la nutrition, aidant les patients à gérer des maladies liées à l'alimentation, à perdre du poids ou à adopter un régime spécialisé.

4. Physiothérapeutes :
Ils travaillent sur la réhabilitation physique, aidant les patients à récupérer après une chirurgie ou une blessure, ou à gérer des affections chroniques comme l'arthrite.

5. Psychologues/psychiatres :
La santé mentale est intrinsèquement liée à la santé physique. Ces professionnels aident les patients à gérer le stress, la dépression, l'anxiété ou d'autres problèmes émotionnels ou mentaux.

6. Infirmières spécialisées en santé publique :
Elles jouent un rôle prépondérant dans la prévention, la promotion de la santé et l'éducation. Elles peuvent organiser des campagnes de vaccination, des dépistages ou des séminaires éducatifs.

7. Travailleurs sociaux :
Ils soutiennent les patients dans des domaines non médicaux, comme l'accès aux soins, la résolution de problèmes socio-économiques ou la liaison avec d'autres services communautaires.

8. Éducateurs en santé :
Ces spécialistes se concentrent sur la prévention et l'éducation, dispensant des informations et des ressources sur des sujets tels que la santé sexuelle, la prévention du tabagisme ou la gestion des maladies chroniques.

9. Professionnels de l'activité physique :
Tels que les kinésiologues ou les entraîneurs sportifs, ils aident les patients à adopter et à maintenir un mode de vie actif, adaptant les programmes d'exercices aux besoins individuels.

10. Orthophonistes et audiologistes :
Ils travaillent respectivement sur les troubles de la parole et de l'audition, jouant un rôle clé dans la prévention, le dépistage et la gestion de ces problèmes.

La collaboration entre ces divers professionnels permet une approche multidimensionnelle de la prévention et des soins, assurant que chaque aspect de la santé d'un patient est pris en compte. Comme les pièces d'un puzzle complexe, chaque professionnel apporte sa propre expertise, mais c'est leur travail conjoint qui offre une image complète et holistique de la santé et du bien-être.

Chapitre 19 :
ENDOCRINOLOGIE ET CHIRURGIE

Préparation du patient
pour les interventions chirurgicales.

La préparation du patient pour une intervention chirurgicale est comparable à la mise en scène d'une pièce de théâtre. Il est essentiel de s'assurer que tous les éléments sont en place pour garantir une performance sans accroc. Cette préparation englobe des aspects physiologiques, émotionnels et logistiques, le tout dans l'objectif de minimiser les risques et d'optimiser les résultats post-opératoires.

1. Évaluation médicale :
Avant toute chirurgie, le patient subit une évaluation complète pour déterminer son aptitude à l'intervention. Cela peut inclure des analyses de sang, des radiographies ou d'autres tests pour évaluer l'état de santé général et repérer d'éventuelles contre-indications ou risques.

2. Informations sur la procédure :
Il est primordial que le patient comprenne la nature de l'intervention, ses bénéfices, ses risques, et ce à quoi s'attendre pendant et après la chirurgie. Une discussion ouverte entre le chirurgien et le patient est essentielle pour éclairer ce dernier et obtenir son consentement éclairé.

3. Préparation physique :
   Jeûne : Les patients sont souvent instruits de ne rien manger ni boire pendant plusieurs heures avant la chirurgie pour éviter les complications liées à l'anesthésie.

- **Hygiène** : Une douche avec un savon antiseptique peut être recommandée la veille et le jour de l'opération pour minimiser le risque d'infections.
- **Médicaments** : Certains médicaments peuvent devoir être arrêtés ou ajustés avant l'intervention, notamment les anticoagulants ou certains suppléments.

4. Préparation émotionnelle :
Face à l'anxiété ou à la peur, des séances d'information, des groupes de soutien ou même des techniques de relaxation peuvent être proposées pour aider le patient à se préparer mentalement.

5. Logistique :
- **Arrivée à l'hôpital** : Les patients doivent souvent arriver plusieurs heures avant l'opération pour les préparatifs.
- **Objets personnels** : Il est généralement conseillé de laisser les objets de valeur à la maison et de ne venir qu'avec le nécessaire.
- **Préparation post-opératoire** : Cela peut inclure l'organisation du transport pour le retour à la maison, la mise en place d'un système de soutien à domicile ou la préparation d'un séjour en unité de soins post-opératoires.

6. Préparation du site opératoire :
Le site d'intervention peut nécessiter une préparation spécifique, comme le rasage des poils ou le marquage de la zone.

7. Discussions avec l'anesthésiste :
L'anesthésiste rencontre généralement le patient avant l'opération pour discuter des options d'anesthésie, évaluer les risques et répondre aux questions.

8. Consentement :
Après avoir été pleinement informé, le patient signe un formulaire de consentement confirmant son accord pour l'intervention.

La préparation du patient pour une intervention chirurgicale est une étape cruciale qui garantit non seulement la sécurité et le bien-être du patient, mais aussi le succès de l'opération. Comme un orchestre se préparant à jouer, chaque détail compte, chaque étape est essentielle pour que la symphonie de la chirurgie se déroule sans accroc.

Soins post-opératoires en endocrinologie.

Les soins post-opératoires en endocrinologie sont essentiels pour garantir une récupération réussie et éviter les complications après une intervention chirurgicale. Pensez-y comme à une danse délicate entre soins médicaux et soutien au patient, où chaque pas est crucial pour mener le patient vers une convalescence en toute sécurité.

1. Surveillance des signes vitaux :
Après toute intervention chirurgicale, il est primordial de surveiller régulièrement la tension artérielle, la fréquence cardiaque, la température et la fréquence respiratoire du patient pour détecter tout signe anormal.

2. Surveillance des niveaux hormonaux :
En endocrinologie, il est crucial de surveiller les taux d'hormones, en particulier si la chirurgie concerne des glandes comme la thyroïde, les parathyroïdes ou les glandes surrénales. Des déséquilibres hormonaux peuvent nécessiter une intervention médicale immédiate.

3. Gestion de la douleur :
La douleur est une préoccupation courante après une intervention chirurgicale. Des médicaments antalgiques seront prescrits, et il est essentiel de s'assurer que le patient reçoit une analgésie adéquate sans subir d'effets secondaires indésirables.

4. Surveillance de la plaie opératoire :
Inspecter régulièrement la plaie pour détecter les signes d'infection, de saignement ou d'autres complications. Il est également important de conseiller le patient sur les soins à domicile de la plaie.

5. Rééducation et physiothérapie :
Dans certains cas, des exercices ou des sessions de physiothérapie peuvent être recommandés pour aider à la récupération fonctionnelle.

6. Suivi nutritionnel :
Selon la chirurgie, des recommandations nutritionnelles spécifiques peuvent être nécessaires, notamment si la chirurgie affecte la capacité du patient à manger normalement.

7. Éducation du patient :
Il est essentiel d'informer le patient sur les soins post-opératoires, les signes de complications à surveiller et les étapes de la convalescence. Cela peut également inclure des informations sur les médicaments, les ajustements hormonaux et les rendez-vous de suivi.

8. Soutien émotionnel et psychologique :
La chirurgie peut avoir un impact émotionnel sur le patient. Offrir un soutien, des ressources et, si nécessaire, une orientation vers des professionnels de la santé mentale, peut aider le patient à gérer ce stress.

9. Planification des rendez-vous de suivi :
Des visites post-opératoires sont essentielles pour surveiller la récupération, ajuster les médicaments ou les traitements et répondre aux préoccupations du patient.

10. Évaluation à long terme :
En endocrinologie, les conséquences d'une chirurgie peuvent nécessiter une surveillance à long terme des niveaux hormonaux et des fonctions glandulaires.
Les soins post-opératoires en endocrinologie sont une harmonie entre la science médicale, l'art des soins et la compassion. Chaque patient est unique, et les soins doivent être adaptés à ses besoins spécifiques, garantissant ainsi non seulement une récupération physique mais aussi un bien-être émotionnel et psychologique.

Collaboration avec l'équipe chirurgicale.

La collaboration avec l'équipe chirurgicale est semblable à une chorégraphie bien orchestrée, où chaque membre connaît son rôle, se déplace avec précision et complète les mouvements des autres. Chaque participant, du chirurgien à l'infirmier, en passant par l'anesthésiste, joue son rôle.
L'équipe chirurgicale ne se résume pas au chirurgien seul, bien que ce dernier soit souvent au cœur de l'action. Le chirurgien est l'architecte de l'intervention, ayant la vision et les compétences nécessaires pour réaliser des actes souvent délicats. Toutefois, sans la collaboration étroite des autres membres de l'équipe, son travail serait bien plus complexe.

L'anesthésiste, par exemple, est le gardien du patient pendant l'intervention, veillant à ce qu'il soit à la fois insensible à la douleur et en sécurité, surveillant en permanence les signes vitaux et ajustant les médicaments pour garantir une anesthésie stable.

Les infirmiers de bloc opératoire, avec leur connaissance approfondie des instruments chirurgicaux et des procédures, anticipent les besoins du chirurgien, passant les bons outils au bon moment et veillant à ce que le champ opératoire reste stérile. Ils sont le lien entre le chirurgien, l'équipement et le patient, assurant un déroulement fluide de la chirurgie.

Il y a aussi les techniciens et les aides, dont le rôle, bien que moins visible, est tout aussi crucial. Ils préparent la salle d'opération, s'assurent que tout l'équipement est prêt et fonctionnel et aident souvent pendant la procédure.
Une fois l'opération terminée, c'est au tour des infirmiers de salle de réveil de prendre le relais, surveillant le patient pendant qu'il émerge de l'anesthésie, assurant une transition en douceur de l'inconscience à la pleine conscience et veillant à son confort et à sa sécurité.

La collaboration avec l'équipe chirurgicale est une démonstration du pouvoir de la synergie. Lorsque tous travaillent en harmonie, avec une communication claire et des objectifs partagés, le patient est assuré des meilleurs soins possibles. Et bien que chaque membre de l'équipe ait sa propre danse à exécuter, c'est leur mouvement collectif, cette danse harmonieuse et interconnectée, qui crée la magie de la médecine moderne.

La réhabilitation et le retour à la normale.

La réhabilitation et le retour à la normale après une intervention ou une maladie sont des étapes essentielles du processus de guérison, un peu comme le dernier acte d'une pièce de théâtre, lorsque le protagoniste trouve son chemin vers la résolution et le renouveau. Ce n'est pas seulement une question de guérison physique, mais aussi d'adaptation mentale et émotionnelle pour retrouver son rythme de vie antérieur.

Le processus de réhabilitation débute dès la sortie du lit d'hôpital. Pour certains, cela signifie retrouver la force de marcher après une longue période d'immobilisation, pour d'autres, cela peut impliquer une rééducation plus approfondie pour retrouver des fonctions motrices ou cognitives. Des physiothérapeutes, ergothérapeutes ou autres professionnels peuvent être sollicités pour guider le patient à travers des exercices spécifiques et des thérapies adaptées à ses besoins.

Cependant, le processus de retour à la normale ne s'arrête pas à la guérison physique. Souvent, une période d'invalidité ou de maladie peut entraîner des sentiments de vulnérabilité, de frustration ou de tristesse. Il est donc crucial d'aborder aussi ces aspects émotionnels. Les séances avec des psychologues, des groupes de soutien ou des conseillers peuvent aider le patient à gérer ces émotions et à retrouver confiance en lui.

Le retour à la vie quotidienne peut aussi nécessiter une période d'adaptation. Reprendre le travail, gérer les tâches ménagères, s'occuper de sa famille ou simplement retrouver sa vie sociale sont autant de défis qui peuvent sembler écrasants au début. Il peut être utile pour le patient de reprendre progressivement ces activités, d'établir des objectifs réalisables et de célébrer chaque petite victoire.

Les proches jouent également un rôle crucial dans la réhabilitation et le retour à la normale. Leur soutien, leur patience et leur encouragement peuvent grandement contribuer à faciliter la transition du patient. Leur implication peut aller de la simple écoute à l'assistance dans les activités quotidiennes ou la participation à des thérapies familiales.

Enfin, le retour à la normale est également une période de prévention. Le patient peut être encouragé à adopter un mode de vie plus sain, à suivre des examens médicaux réguliers ou à prendre des médicaments pour éviter la récurrence de la maladie ou d'autres complications.

La réhabilitation et le retour à la normale sont des voyages autant physiques qu'émotionnels. Comme le dénouement d'une histoire, c'est une période de résolution, d'apprentissage et d'espoir, où le patient redécouvre sa place dans le monde, renforcé par les épreuves qu'il a traversées et soutenu par les personnes qui l'entourent.

Chapitre 20 :
L'ENDOCRINOLOGIE ET LES AUTRES SPÉCIALITÉS MÉDICALES

Collaboration avec la cardiologie.

La collaboration entre l'endocrinologie et la cardiologie est comme une alliance entre deux virtuoses, chacun expert dans son domaine, mais travaillant en harmonie pour interpréter une mélodie complexe : la santé globale du patient. Ces deux disciplines médicales, bien que distinctes, s'entrecroisent fréquemment, car les déséquilibres hormonaux peuvent avoir des répercussions cardiaques, et vice versa.

Imaginez le corps humain comme une toile tissée de relations interdépendantes. Le cœur, cette pompe puissante, est influencé par de nombreux facteurs, y compris les hormones produites dans différentes parties du corps. Inversement, le fonctionnement de nos organes endocriniens peut être directement impacté par la santé de notre système cardiovasculaire.

1. Diabète et maladies cardiaques :
L'un des exemples les plus flagrants de cette collaboration est le lien entre le diabète et les maladies cardiaques. Les patients diabétiques sont à risque accru de développer des affections cardiovasculaires. Par conséquent, un suivi conjoint entre endocrinologue et cardiologue peut optimiser la prise en charge et prévenir les complications.

2. Thyroïde et fonction cardiaque :
Les désordres thyroïdiens, tels que l'hyperthyroïdie, peuvent induire des arythmies ou d'autres problèmes cardiaques. Une étroite collaboration entre les deux

spécialistes garantit une prise en charge complète et une évaluation précise des risques.

3. Hormones et hypertension :
Des affections comme le syndrome de Cushing ou la tumeur phéochromocytome peuvent entraîner une hypertension. Le rôle du cardiologue dans le suivi de la tension artérielle et le traitement est essentiel, tout en travaillant avec l'endocrinologue pour traiter la cause sous-jacente.

4. Médicaments et interactions :
Certains médicaments endocriniens peuvent avoir des effets secondaires cardiaques, et des médicaments cardiaques peuvent influencer la fonction endocrinienne. Une communication ouverte entre les spécialistes est donc cruciale pour équilibrer les thérapies.

5. Recherche et avancées :
Les deux disciplines collaborent également dans la recherche, étudiant les liens entre hormones et maladies cardiaques, ou explorant de nouveaux traitements pour des affections communes.

6. Éducation du patient :
Fournir au patient une éducation holistique sur la manière dont son cœur et son système endocrinien interagissent, renforce son implication dans sa propre santé, lui permettant d'adopter des choix de vie plus sains.

La collaboration entre endocrinologie et cardiologie est une danse délicate, une symbiose médicale. Ensemble, ces disciplines assurent que le cœur et les hormones, bien que fonctionnant selon leurs propres rythmes, jouent une mélodie harmonieuse pour le bien-être global du patient.

Interaction avec la néphrologie.

L'interaction entre l'endocrinologie et la néphrologie est une alliance essentielle, tel deux musiciens jouant en duo, complétant et enrichissant la mélodie de l'autre. Les reins, organes centraux de la néphrologie, jouent un rôle crucial dans de nombreuses fonctions corporelles, y compris l'équilibre des fluides, la filtration des déchets et la régulation de diverses hormones. Ces fonctions les rendent intimement liés à plusieurs aspects de l'endocrinologie.

1. Diabète et maladies rénales :
Le diabète est l'une des principales causes d'insuffisance rénale. Les reins peuvent être endommagés par un excès de sucre dans le sang, conduisant à la néphropathie diabétique. Dans ce contexte, l'endocrinologue et le néphrologue travaillent souvent main dans la main pour surveiller et traiter les patients.

2. Hypertension et reins :
L'hypertension peut être à la fois une cause et une conséquence d'une maladie rénale. Des hormones telles que l'aldostérone, qui est régulée par les glandes surrénales (domaine de l'endocrinologie), jouent un rôle clé **dans la régulation de la tension artérielle par les reins.**

3. Troubles des glandes parathyroïdes :
Les glandes parathyroïdes, qui régulent le calcium dans le sang, interagissent étroitement avec les reins. Des désordres comme l'hyperparathyroïdie peuvent avoir des répercussions sur la fonction rénale, nécessitant une collaboration étroite entre endocrinologues et néphrologues.

4. Médicaments et reins :
Beaucoup de médicaments utilisés en endocrinologie sont métabolisés ou excrétés par les reins. Le néphrologue joue donc un rôle crucial dans le dosage et la surveillance de ces médicaments chez les patients ayant des fonctions rénales réduites.

5. Recherche conjointe :
Les interactions entre les systèmes endocrinien et rénal offrent de nombreuses opportunités pour la recherche. Des études conjointes peuvent conduire à de meilleures compréhensions des maladies et à de nouvelles stratégies thérapeutiques.

6. Éducation et prévention :
Étant donné l'étroite relation entre les déséquilibres hormonaux et les maladies rénales, l'éducation des patients sur la prévention est fondamentale. En comprenant comment le sucre, la tension artérielle, ou les déséquilibres électrolytiques peuvent impacter leurs reins, les patients sont mieux équipés pour gérer leur santé.

La collaboration entre endocrinologie et néphrologie est une démonstration parfaite de la manière dont la médecine est interconnectée. Comme dans un orchestre, chaque section, bien que jouant ses propres notes, contribue à une symphonie globale. Ainsi, ces deux spécialités, en travaillant conjointement, offrent une prise en charge optimale et une mélodie harmonieuse pour la santé des patients.

Relations avec la gynécologie et l'andrologie.

L'endocrinologie, la gynécologie et l'andrologie forment un triptyque médical s'entrelaçant étroitement autour des mystères et des merveilles du système endocrinien humain. Telles des vagues sur un océan, les hormones façonnent et influencent le paysage de la reproduction et de la santé sexuelle, rendant la collaboration entre ces spécialités non seulement logique mais essentielle.

1. Reproduction et fertilité :
L'infertilité, qu'elle soit féminine ou masculine, est souvent le fruit d'un déséquilibre hormonal. Qu'il s'agisse d'anomalies ovulatoires chez la femme ou de problèmes de production de spermatozoïdes chez l'homme, l'endocrinologue joue un rôle clé dans le diagnostic, la compréhension et le traitement de ces troubles, en collaboration étroite avec gynécologues et andrologues.

2. Syndrome des ovaires polykystiques (SOPK) :
Ce trouble endocrinien courant chez les femmes en âge de procréer présente des symptômes variés allant des irrégularités menstruelles à l'infertilité. L'approche collaborative entre endocrinologue et gynécologue est essentielle pour une prise en charge holistique.

3. Transition de genre :
Les personnes transgenres peuvent nécessiter des interventions hormonales dans le cadre de leur transition. Dans ce processus délicat, l'endocrinologue travaille en concert avec les spécialistes en gynécologie et andrologie pour assurer une transition harmonieuse et sécurisée.

4. Ménopause et andropause :
Ces phases naturelles de la vie, marquées par des changements hormonaux, sont gérées conjointement par les endocrinologues et les gynécologues pour les femmes, et par les endocrinologues et les andrologues pour les hommes, garantissant ainsi un accompagnement adapté et complet.

5. Tumeurs et affections des glandes :
Certains désordres des glandes reproductrices, comme les tumeurs ovariennes ou testiculaires, peuvent avoir une origine hormonale. La collaboration entre les spécialités est alors primordiale pour un diagnostic précis et une prise en charge optimale.

6. Contraception hormonale :
L'endocrinologue, avec le gynécologue, est souvent impliqué dans le choix et le suivi des méthodes contraceptives hormonales, veillant à l'équilibre optimal pour la santé de la femme.

7. Troubles sexuels :
L'implication de l'endocrinologue est fréquente dans les troubles de la libido ou d'autres dysfonctions sexuelles, en étroite collaboration avec les gynécologues et andrologues pour une prise en charge complète du patient.

La beauté de la médecine réside dans sa capacité à transcender les spécialités, à établir des connexions entre des domaines apparemment distincts pour offrir une prise en charge globale. L'interaction entre l'endocrinologie, la gynécologie et l'andrologie est une danse harmonieuse de spécialistes, chacun apportant sa propre expertise, mais tous travaillant ensemble pour le bien-être ultime du patient.

Interface avec la psychiatrie et la psychologie.

L'interface entre l'endocrinologie et les disciplines de la psychiatrie et de la psychologie est une convergence fascinante entre le corps et l'esprit. Comme les notes d'une mélodie complexe, les hormones influencent notre humeur, nos émotions et notre cognition, tandis que nos pensées, sentiments et expériences peuvent, à leur tour, affecter notre équilibre hormonal. Cette interaction bidirectionnelle révèle la profonde entrelacement de notre physiologie avec notre psyché.

1. Impact des déséquilibres hormonaux sur l'humeur :
Des conditions telles que l'hypothyroïdie ou l'hyperthyroïdie peuvent entraîner des symptômes tels que la dépression ou l'anxiété. Dans de tels cas, une approche combinée entre l'endocrinologue et le psychiatre ou le psychologue est essentielle pour une prise en charge holistique.

2. Stress et système endocrinien :
La réponse au stress est médiée par les hormones, en particulier le cortisol. Un stress chronique peut perturber l'équilibre hormonal, et vice versa. La collaboration entre les spécialistes permet de mieux comprendre et gérer cette relation dynamique.

3. Troubles de l'alimentation :
Des maladies comme l'anorexie ou la boulimie ont à la fois des composantes psychologiques et endocriniennes. Le travail conjoint de l'endocrinologue et du psychiatre peut offrir un soutien essentiel à ces patients.

4. Infertilité et bien-être émotionnel :
L'infertilité peut avoir un impact majeur sur le bien-être émotionnel d'un individu ou d'un couple. En parallèle des traitements hormonaux, un soutien psychologique peut être crucial pour aider les patients à gérer le stress, la frustration et le chagrin.

5. Transition de genre :
Au-delà de l'aspect hormonal de la transition, les personnes transgenres peuvent avoir besoin d'un soutien psychologique pour naviguer dans les défis sociaux, émotionnels et mentaux associés à leur voyage.

6. Maladies endocriniennes chroniques :
Vivre avec une maladie chronique, comme le diabète, peut être psychologiquement éprouvant. La collaboration avec des professionnels de la santé mentale peut aider les

patients à gérer les aspects émotionnels et comportementaux de leur maladie.

7. Syndromes neuropsychiatriques :
Certains syndromes, tels que le syndrome de Cushing, ont à la fois des manifestations endocriniennes et neuropsychiatriques. Une prise en charge conjointe garantit une meilleure compréhension et une intervention globale.

L'interaction entre l'endocrinologie, la psychiatrie et la psychologie est une révélation de l'interdépendance du corps et de l'esprit. Il s'agit d'une danse délicate où la physiologie rencontre la psyché, et où le respect mutuel et la collaboration entre spécialistes sont essentiels pour offrir une prise en charge complète et véritablement centrée sur le patient.

Chapitre 21 :
GESTION DES SITUATIONS DIFFICILES ET CONFLICTUELLES

Gérer les conflits avec les patients et leur famille.

Naviguer à travers les eaux parfois tumultueuses de la médecine nécessite non seulement une expertise clinique, mais aussi des compétences en communication et en empathie. Les conflits avec les patients et leurs familles peuvent surgir pour diverses raisons, qu'il s'agisse de divergences d'opinions sur les traitements, de frustrations liées au système de soins, ou d'émotions exacerbées par la maladie. Gérer ces situations est un art en soi, une danse délicate entre la validation des sentiments, la médiation et la préservation de l'éthique médicale.

1. Écoute active :
Chaque histoire de patient est unique, chaque émotion est valable. Écouter activement, sans interrompre ni juger, peut souvent désamorcer une situation tendue. Entendre et valider les préoccupations du patient ou de sa famille est la première étape pour établir un terrain d'entente.

2. Communication transparente :
La plupart des conflits découlent de malentendus ou d'un manque de clarté. Une communication ouverte, honnête et claire, expliquant les raisons des décisions médicales et clarifiant les incertitudes, peut réduire les tensions.

3. Empathie :
Reconnaître et valider les émotions du patient ou de sa famille est essentiel. Parfois, un simple "Je comprends que

cela soit difficile pour vous" peut faire une grande différence.

4. Négociation :
Trouver un compromis acceptable est parfois nécessaire. Cela peut impliquer de discuter des différentes options de traitement, d'explorer des alternatives ou d'envisager une seconde opinion.

5. Impliquer des intermédiaires :
Dans les situations particulièrement tendues, impliquer des médiateurs comme des travailleurs sociaux, des conseillers ou des défenseurs des patients peut aider à faciliter la communication et à trouver des solutions.

6. Éducation :
L'ignorance ou la méconnaissance peuvent alimenter les peurs et les conflits. Fournir des informations pertinentes, sous forme de brochures, de vidéos ou de sessions d'éducation, peut aider les patients et les familles à mieux comprendre la situation.

7. Auto-réflexion :
Il est crucial pour les professionnels de la santé de réfléchir sur leur propre comportement et communication. Est-ce que mon langage, mon ton ou mes actions ont pu contribuer au conflit? Comment puis-je m'améliorer?

8. Établir des limites claires :
Bien que l'empathie et la compréhension soient essentielles, il est également crucial de maintenir une certaine autorité professionnelle et d'établir des limites claires, surtout si le comportement du patient ou de la famille devient abusif.

9. Soutien entre collègues :
Discuter des situations difficiles avec des collègues peut offrir une perspective différente, des conseils ou simplement un soutien émotionnel.

La médecine est plus qu'une science ; c'est un art humain, impliquant des relations, des émotions et des dynamiques complexes. Gérer les conflits avec les patients et leur famille nécessite donc une approche tout aussi nuancée, combinant compétence clinique, communication, empathie et résilience.

Collaboration
dans un environnement parfois tendu.

Travailler dans le secteur médical peut souvent être assimilé à évoluer sur une corde raide. Les situations de haute pression, l'urgence, la peur, l'incertitude et les émotions fortes font partie du quotidien. Dans de tels environnements tendus, la collaboration efficace est à la fois un défi et une nécessité. Mais, comme les instruments d'un orchestre qui trouvent harmonie même au milieu d'une symphonie tumultueuse, les professionnels de la santé peuvent s'aligner pour fournir des soins exceptionnels.

1. Communication claire :
Dans un environnement tendu, chaque seconde compte. Une communication concise, claire et directe est essentielle pour assurer une coordination efficace.

2. Confiance mutuelle :
La confiance est le pilier de toute collaboration. Chaque membre de l'équipe doit avoir confiance en la compétence et le jugement des autres, sachant que chaque décision est prise dans l'intérêt du patient.

3. Compréhension des rôles :
Chaque professionnel de la santé a un rôle unique. Comprendre les responsabilités et les compétences de chacun permet une collaboration plus fluide et évite les chevauchements ou les oublis.

4. Régulation émotionnelle :
Apprendre à gérer ses émotions, à rester calme et centré, même dans les situations les plus stressantes, est essentiel. Cela non seulement améliore la prise de décision, mais instaure également un sentiment de stabilité au sein de l'équipe.

5. Feedback constructif :
Même dans les moments de haute tension, il est important de donner et de recevoir des feedbacks. Ces retours, lorsqu'ils sont formulés de manière constructive, peuvent conduire à des améliorations rapides et éviter des erreurs futures.

6. Débriefings réguliers :
Après des situations particulièrement stressantes ou compliquées, il est bénéfique de se réunir pour un débriefing. Cela permet d'analyser ce qui s'est bien passé, ce qui pourrait être amélioré, et de traiter les émotions résiduelles.

7. Formation continue :
Des sessions de formation régulières, axées sur la collaboration et la communication, peuvent renforcer l'esprit d'équipe et fournir des outils pour mieux gérer les situations tendues.

8. Soutien émotionnel :
Offrir un soutien émotionnel à ses collègues, que ce soit un simple mot d'encouragement, une oreille attentive ou une épaule sur laquelle s'appuyer, renforce la cohésion de l'équipe.

9. Respect mutuel :
Reconnaître la valeur et la contribution de chaque membre de l'équipe, quelle que soit sa position ou sa spécialité, est fondamental pour maintenir un environnement collaboratif.

La collaboration dans un environnement tendu est un peu comme danser au milieu d'une tempête. Il y aura des moments d'incertitude, des pas hésitants et des erreurs. Mais avec une communication claire, un respect mutuel et un soutien inébranlable, l'équipe peut se synchroniser, évoluer en harmonie et traverser même les situations les plus complexes avec grâce et compétence.

Naviguer dans les situations émotionnellement chargées.

Naviguer dans les situations émotionnellement chargées est un défi intrinsèque à la médecine et à bien d'autres domaines. Ces moments, imprégnés de douleur, de peur, d'incertitude ou de tension, requièrent une approche douce mais ferme, un mélange d'empathie profonde et de professionnalisme inébranlable. C'est comme traverser un orage en mer ; chaque vague d'émotion doit être reconnue et abordée avec soin pour assurer une navigation en toute sécurité.

1. Reconnaissance des émotions :
La première étape pour naviguer dans une situation chargée émotionnellement est de reconnaître les émotions présentes, qu'il s'agisse de celles du patient, de sa famille, ou même des siennes. Accepter que ces sentiments sont naturels et valables crée un espace de compréhension mutuelle.

2. Écoute active :
Offrir une oreille attentive, sans interrompre ou juger, peut souvent alléger la tension. L'écoute active montre au

patient ou à sa famille que leur ressenti est entendu et respecté.

3. Validation :
Un simple "Je comprends que cela soit difficile pour vous" ou "Vos sentiments sont tout à fait valides" peut apporter un immense réconfort. Valider les émotions ne signifie pas nécessairement qu'on est d'accord, mais qu'on reconnaît le ressenti de l'autre.

4. Gardez le calme :
Dans un océan tumultueux d'émotions, le professionnel de santé doit être le phare, rayonnant de calme et de stabilité. Prendre de profondes inspirations, pratiquer la pleine conscience, et se rappeler de rester centré peut aider à maintenir cette sérénité.

5. Utilisez un langage clair et apaisant :
Choisir ses mots avec soin, en évitant le jargon médical et en utilisant un ton apaisant, peut faciliter la communication et réduire l'anxiété.

6. Fixer des limites :
Bien que l'empathie et la compréhension soient essentielles, il est également important d'établir des limites claires, surtout si le patient ou la famille devient agressif ou abusif.

7. Demander de l'aide :
Si la situation devient trop difficile à gérer seul, n'hésitez pas à solliciter un collègue, un superviseur ou même un professionnel de la santé mentale pour soutien ou médiation.

8. Auto-réflexion :
Après avoir navigué dans une situation émotionnelle, prenez un moment pour réfléchir. Comment vous sentez-vous ? Y a-t-il quelque chose que vous auriez pu faire

différemment ? L'auto-réflexion est un outil puissant pour la croissance personnelle et professionnelle.

9. Soutien émotionnel :
Prenez soin de vous-même. Traiter des situations chargées émotionnellement peut laisser un résidu émotionnel. Discuter avec des collègues, consulter un conseiller ou pratiquer des techniques de relaxation peuvent aider à gérer ce stress.

Naviguer dans les eaux agitées des situations émotionnelles est sans doute l'un des défis les plus exigeants, mais aussi l'un des plus gratifiants, de la profession médicale. C'est dans ces moments que l'on peut vraiment toucher la vie d'une personne, apporter du réconfort dans la douleur, et être le phare dans la tempête.

Ressources et soutien pour les infirmiers en situation difficile.

Les infirmiers, comme beaucoup d'autres professionnels de santé, sont souvent confrontés à des situations intenses et émotionnellement éprouvantes. Ces moments peuvent laisser des empreintes durables, parfois conduisant à l'épuisement professionnel, à l'anxiété ou même à la dépression. Pourtant, au cœur de ces défis se trouvent également des opportunités de croissance, de soutien et de résilience. Voici comment les infirmiers peuvent trouver des ressources et un soutien pour naviguer dans ces eaux tumultueuses.

1. Supervision clinique :
La supervision offre aux infirmiers un espace pour discuter des cas difficiles, partager des préoccupations, et obtenir des conseils. C'est une occasion d'apprendre, de réfléchir

et de grandir professionnellement dans un environnement soutenant.

2. Groupes de soutien :
Rejoindre ou former un groupe de soutien pour infirmiers peut être incroyablement bénéfique. Ces groupes offrent une plateforme pour partager des expériences, des stratégies d'adaptation et des ressources.

3. Thérapie individuelle :
Certains infirmiers peuvent bénéficier d'une thérapie individuelle pour traiter des expériences particulièrement traumatisantes ou pour gérer des problèmes personnels qui interfèrent avec leur travail.

4. Formation en gestion du stress :
Des ateliers ou des formations en techniques de gestion du stress, telles que la pleine conscience, la méditation, ou la relaxation progressive, peuvent aider les infirmiers à gérer les tensions inhérentes à leur métier.

5. Ressources en ligne :
Il existe de nombreux forums, blogs, et sites web dédiés à soutenir les infirmiers. Ces plateformes peuvent offrir des conseils, des témoignages, et des ressources pour aider les infirmiers à traverser des moments difficiles.

6. Mentoring :
Les infirmiers plus expérimentés peuvent offrir un soutien précieux aux novices en tant que mentors, en partageant leurs expériences, leurs connaissances et leurs stratégies d'adaptation.

7. Équilibre travail-vie :
Il est essentiel de prendre du temps pour soi, de se ressourcer, et de se reconnecter avec des activités et des passions en dehors du travail. Cet équilibre peut aider à

prévenir l'épuisement professionnel et à renouveler l'énergie.

8. Services d'aide aux employés :
De nombreux hôpitaux et institutions médicales offrent des services d'aide aux employés, qui peuvent fournir une gamme de ressources, allant du counseling à l'orientation financière ou juridique.

9. Formation continue :
L'éducation continue et la formation peuvent renforcer la confiance des infirmiers, les aider à se sentir plus compétents face aux défis et leur offrir de nouveaux outils pour gérer les situations difficiles.

10. Réseautage professionnel :
Assister à des conférences, des ateliers et des événements professionnels peut non seulement élargir les connaissances et compétences des infirmiers, mais aussi leur offrir l'opportunité de rencontrer des collègues, de partager des expériences et de construire un réseau de soutien.

Travailler comme infirmier est à la fois un défi et une bénédiction. C'est un métier où l'on touche la vie des gens, où chaque jour est une nouvelle opportunité d'apporter de la guérison, du réconfort, et de l'espoir. Mais c'est aussi un métier exigeant qui nécessite du soutien, des ressources et une attention continue à son propre bien-être.

Chapitre 22 :
L'AVENIR DE LA FORMATION EN ENDOCRINOLOGIE

Évolutions pédagogiques et formats de formation.

Au fil du temps, l'éducation a subi d'innombrables transformations, façonnée par les avancées technologiques, les besoins sociaux changeants, et les découvertes en matière de pédagogie. Si, autrefois, l'éducation était principalement une affaire de transmission unilatérale de connaissances, les évolutions pédagogiques ont depuis lors embrassé des méthodes plus interactives, personnalisées et centrées sur l'apprenant.

La salle de classe traditionnelle, avec ses rangées de pupitres tournés vers un enseignant dominant, a progressivement cédé la place à des espaces d'apprentissage plus flexibles et collaboratifs. Les tables rondes, les espaces modulaires et les environnements technologiquement équipés encouragent désormais la discussion, le travail d'équipe et une approche plus holistique de l'éducation.

Avec l'avènement du numérique, les formats de formation ont également connu une révolution. Les cours en ligne, qu'il s'agisse de MOOCs ou de plateformes d'apprentissage spécialisées, ont démocratisé l'accès à l'éducation, permettant à quiconque ayant une connexion internet de se plonger dans une multitude de sujets. Ces formats ont non seulement facilité l'apprentissage à son propre rythme, mais ont également introduit des modalités d'enseignement innovantes, telles que les jeux sérieux, la réalité virtuelle ou la simulation.

Par ailleurs, l'apprentissage basé sur des projets et des problèmes a remis en question le modèle traditionnel de mémorisation et de récitation. Plutôt que de se concentrer sur la rétention pure de l'information, cette approche met l'accent sur la résolution de problèmes concrets, l'application des connaissances et le développement de compétences telles que la pensée critique, la créativité et la collaboration.

Mais au-delà des formats et des méthodes, c'est la philosophie sous-jacente de l'éducation qui a évolué. Nous sommes passés d'une vision de l'éducation comme préparation à la vie, à une éducation comme étant la vie elle-même. Le parcours de formation n'est plus vu comme une ligne droite menant d'un point A à un point B, mais plutôt comme un voyage en spirale, où l'apprentissage est continu, itératif et adapté aux besoins changeants de l'individu.

Ainsi, en contemplant les évolutions pédagogiques et les formats de formation actuels, on ne peut s'empêcher d'être émerveillé par la richesse des opportunités d'apprentissage qui s'offrent à nous. L'éducation, dans sa quête perpétuelle d'amélioration, d'innovation et d'adaptation, continue de se réinventer, témoignant de son rôle central dans l'évolution de notre société.

La place de la simulation en formation.

La simulation, autrefois reléguée aux confins de la formation professionnelle spécialisée, s'est désormais hissée au premier plan de l'éducation moderne. Elle offre une passerelle entre la théorie et la pratique, un espace où l'erreur, loin d'être punitrice, devient une opportunité d'apprentissage précieuse.

Imaginez un étudiant en médecine qui, avant même de toucher un patient, peut pratiquer une intervention chirurgicale complexe sur un mannequin hyper-réaliste, ou un pilote qui se confronte à des situations d'urgence dans le cockpit virtuel d'un simulateur avant de prendre les commandes d'un véritable avion. C'est la puissance de la simulation : elle crée un environnement sûr et contrôlé où les apprenants peuvent acquérir des compétences, prendre des décisions et, surtout, apprendre de leurs erreurs sans conséquences réelles.

Mais la simulation va bien au-delà de ces exemples évidents. Grâce aux avancées technologiques, elle a infiltré divers domaines. Les jeux de rôle en entreprise, par exemple, simulent des situations professionnelles pour développer des compétences en communication ou en négociation. Dans le domaine de l'architecture, les étudiants peuvent utiliser la réalité virtuelle pour « marcher » à travers des structures qu'ils ont conçues, évaluant l'esthétique et la fonctionnalité avant même que le premier coup de pelle ne soit donné.

Ce qui fait la richesse de la simulation, c'est son adaptabilité. Elle peut être aussi simple qu'un jeu de rôle ou aussi complexe qu'une reconstitution entièrement immersive à l'aide de la réalité augmentée. Quelle que soit sa forme, elle répond à un besoin fondamental de l'éducation : transformer la connaissance passive en compétence active.

L'un des principaux avantages de la simulation est qu'elle place l'apprenant au cœur de son apprentissage. Il ne s'agit plus de mémoriser passivement des informations, mais de participer activement, de prendre des décisions, d'interagir, d'expérimenter. La simulation rend l'apprentissage tangible, concret, ancré dans une réalité même si elle est reconstituée.

Néanmoins, comme toute méthode pédagogique, la simulation a ses limites. Elle nécessite des ressources, qu'il s'agisse de matériel coûteux ou d'expertise pour créer des scénarios réalistes. De plus, elle ne peut jamais reproduire parfaitement la complexité et l'imprévisibilité du monde réel. Cependant, lorsqu'elle est bien employée, la simulation reste un outil inestimable, un tremplin qui permet aux apprenants de passer de la théorie à la pratique avec confiance et compétence.

À l'ère de la technologie numérique, où l'information est abondante mais l'expérience souvent limitée, la simulation s'impose comme un pilier de la formation moderne, rappelant que, parfois, la meilleure façon d'apprendre est de faire, même si c'est dans un monde reconstitué.

L'autoformation
et les nouvelles technologies.

Dans le flux continu de l'ère numérique, où la connaissance est à portée de clic, l'autoformation, alimentée par les nouvelles technologies, se présente comme un phare guidant les apprenants vers des horizons encore inexplorés. L'apprentissage n'est plus strictement cantonné aux murs d'une salle de classe ni aux pages d'un manuel. Il est dynamique, interactif, et surtout, il s'adapte au rythme de chaque individu.

L'autoformation, comme son nom l'indique, est un processus par lequel les individus prennent en charge leur propre apprentissage. Et dans ce voyage, les nouvelles technologies sont le compagnon idéal. Les plateformes d'e-learning, les MOOCs (Massive Open Online Courses), les podcasts éducatifs, les forums spécialisés et même les vidéos YouTube sont autant de ressources qui ont transformé la façon dont nous apprenons, rendant l'éducation plus accessible et personnalisable.

Le pouvoir des nouvelles technologies réside dans leur capacité à briser les barrières traditionnelles de l'éducation. Vous voulez apprendre la programmation à minuit ? Ou suivre un cours d'astrophysique de Harvard tout en étant confortablement installé dans votre salon ? C'est possible. Ces outils offrent une flexibilité sans précédent, permettant aux apprenants de choisir ce qu'ils veulent étudier, quand et comment.

En outre, les technologies ont aussi renforcé l'aspect interactif de l'apprentissage. Avec des simulations, des jeux éducatifs, ou même la réalité virtuelle, l'apprenant n'est plus un simple spectateur, mais devient acteur de sa formation. Cette interactivité, combinée à l'immédiateté des retours, permet d'adapter et d'ajuster l'apprentissage en temps réel, maximisant ainsi l'efficacité de chaque session d'étude.

Mais l'autoformation, bien qu'émancipatrice, présente aussi ses défis. Sans un cadre clair, la motivation peut s'effriter. L'abondance d'informations peut également être écrasante, rendant difficile la distinction entre sources fiables et contenus moins rigoureux. De plus, l'absence d'interaction humaine directe peut, pour certains, rendre l'expérience isolante.

Néanmoins, ces défis ne diminuent en rien le potentiel révolutionnaire des nouvelles technologies dans l'autoformation. En fait, ils soulignent l'importance d'une approche équilibrée, où les outils technologiques sont complétés par des moments de réflexion, de discussion et d'échange avec d'autres.

L'autoformation à l'ère numérique est une danse délicate entre l'individu et la technologie. Elle invite à la curiosité, à l'autonomie, tout en rappelant l'importance de la communauté et du partage. Dans ce paysage en constante évolution, une chose reste certaine : l'apprentissage est un voyage sans fin, et grâce aux nouvelles technologies, la route est plus passionnante que jamais.

L'importance des retours d'expérience et de la formation continue.

L'acquisition de connaissances ne s'achève jamais réellement à la fin d'une formation initiale ou d'un cursus académique. Au contraire, la vie professionnelle, avec son cortège de défis, d'innovations et d'évolutions, nous rappelle constamment que l'apprentissage est un processus continu. Dans ce contexte, les retours d'expérience (REX) et la formation continue s'imposent comme deux piliers essentiels de cette quête perpétuelle de perfectionnement et d'adaptation.

Les retours d'expérience, en capturant les leçons apprises de situations passées, qu'il s'agisse de succès ou d'échecs, sont inestimables. Ils offrent une vision rétrospective, un miroir dans lequel les individus et les organisations peuvent se refléter, identifier des points d'amélioration et consolider les bonnes pratiques. C'est une démarche introspective qui transforme chaque situation vécue en une opportunité d'apprentissage. En évitant la répétition des erreurs passées et en capitalisant sur les succès, les REX favorisent une croissance professionnelle et organisationnelle soutenue.

La formation continue, quant à elle, est la réponse proactive à un monde en constante mutation. Avec les avancées technologiques, les évolutions des marchés, et les changements socioculturels, il est vital pour les professionnels de rester à jour, d'acquérir de nouvelles compétences et de s'adapter aux réalités changeantes de leur métier. La formation continue n'est pas seulement une mise à niveau ; elle est l'expression d'une curiosité professionnelle, d'un désir d'exceller et de rester pertinent dans un environnement compétitif.

L'interaction entre ces deux piliers, REX et formation continue, est synergetique. Les retours d'expérience orientent souvent les besoins en formation, en identifiant des lacunes ou des domaines nécessitant un renforcement. Inversement, la formation continue, en exposant les professionnels à de nouvelles méthodes, technologies ou pratiques, peut générer de nouveaux retours d'expérience, alimentant ainsi un cycle vertueux d'amélioration continue.

Il convient de souligner que, dans cette démarche, l'humilité et l'ouverture d'esprit sont primordiales. Accepter les critiques, reconnaître ses erreurs, et embrasser le changement nécessite une maturité professionnelle. C'est une invitation à voir au-delà de l'égo, à reconnaître que l'apprentissage est un voyage et non une destination.
En fin de compte, les retours d'expérience et la formation continue rappellent que le professionnalisme n'est pas une qualité statique. C'est une dynamique, un engagement à évoluer, à grandir, à s'adapter. Dans un monde où le changement est la seule constante, cet engagement à apprendre et à se développer est plus qu'une nécessité ; c'est un impératif.

Chapitre 23 :
PERSPECTIVES D'AVENIR
ET INNOVATIONS

L'évolution du rôle de l'infirmier en endocrinologie.

L'endocrinologie, branche de la médecine axée sur les glandes endocrines et les hormones, a connu de profondes évolutions au cours des dernières décennies. Parallèlement à ces avancées, le rôle de l'infirmier en endocrinologie s'est lui aussi transformé, élargissant ses compétences et ses responsabilités au sein de cette spécialité médicale.

Historiquement, l'infirmier endocrinologue était principalement chargé de tâches cliniques de base : administration des médicaments, suivi des constantes, éducation des patients sur leur pathologie. Mais avec le temps et les progrès de la science médicale, cette vision limitée a évolué vers un rôle bien plus complet et polyvalent.

L'une des premières évolutions notables a été le développement et la maîtrise de techniques spécifiques à l'endocrinologie. Par exemple, la gestion des pompes à insuline et des moniteurs continus de glucose est devenue une compétence essentielle pour l'infirmier travaillant auprès de patients diabétiques.

De plus, le rôle éducatif de l'infirmier s'est considérablement renforcé. L'éducation thérapeutique, axée sur l'enseignement au patient des spécificités de sa maladie, de son traitement, et des mesures d'auto-surveillance, est devenue centrale. Cette approche vise à rendre le patient plus autonome, lui permettant de mieux comprendre sa maladie et d'agir en conséquence pour préserver sa santé.

L'évolution technologique a également impacté le métier. Avec l'avènement de la télémédecine, l'infirmier en endocrinologie peut maintenant suivre à distance des patients, leur fournissant conseils et soutien sans les contraintes d'une consultation physique.

De surcroît, le rôle de l'infirmier s'est étendu à la coordination des soins. Il est souvent l'interface entre le patient, le médecin endocrinologue, et d'autres professionnels de santé comme les diététiciens, les podologues, ou les psychologues. Ce rôle de coordinateur est particulièrement crucial dans la prise en charge de maladies chroniques comme le diabète, où une approche multidisciplinaire est essentielle.

Enfin, la dimension psychologique et émotionnelle du rôle de l'infirmier s'est affirmée. Les maladies endocriniennes, avec leur impact potentiel sur des aspects aussi variés que la croissance, la reproduction ou le métabolisme, peuvent avoir des répercussions profondes sur la qualité de vie des patients. L'infirmier endocrinologue est alors en première ligne pour fournir un soutien psychologique, pour écouter, rassurer, et orienter si nécessaire.

L'évolution du rôle de l'infirmier en endocrinologie reflète la complexité croissante et la richesse de cette spécialité médicale. De simple exécutant, l'infirmier est devenu un acteur de santé à part entière, indispensable à la prise en charge globale et individualisée du patient endocrinien.

Les nouvelles technologies et leur impact.

À l'aube du 21ème siècle, les nouvelles technologies, à travers leurs innovations disruptives, ont façonné presque tous les aspects de notre vie quotidienne, influençant nos comportements, modifiant nos sociétés et redéfinissant des industries entières. Leur impact est multidimensionnel, oscillant entre des avantages incontestables et des défis inédits.

1. Communication:
Les réseaux sociaux, la messagerie instantanée et les plateformes vidéo ont bouleversé la façon dont nous communiquons. Nous sommes désormais connectés à un réseau mondial, capable d'interagir en temps réel avec quelqu'un à l'autre bout du monde. Cela a facilité le partage d'informations, la collaboration internationale et la diffusion rapide d'idées. Cependant, cela a aussi engendré des problématiques de désinformation, de cyberintimidation et d'isolement virtuel.

2. Éducation:
L'apprentissage en ligne, les MOOCs et les outils éducatifs interactifs ont rendu l'éducation accessible à des millions de personnes. Les barrières géographiques ou financières sont progressivement levées. Néanmoins, cela questionne la valeur du diplôme traditionnel, l'homogénéité de l'enseignement et le risque de disparités dans la qualité de l'éducation.

3. Santé:
La télémédecine, la génomique, les objets connectés et l'intelligence artificielle en médecine ont révolutionné les diagnostics, les traitements et la surveillance des patients. Toutefois, cela soulève des préoccupations liées à la vie privée, à la sécurité des données et à l'éthique.

4. Travail:

La numérisation, l'automatisation et l'intelligence artificielle ont optimisé de nombreux processus, rendant certains métiers obsolètes tout en en créant de nouveaux. Si cela promet une efficacité accrue, cela génère également des inquiétudes quant à la sécurité de l'emploi, la formation continue et la précarité.

5. Loisirs:

Les jeux vidéo, la réalité virtuelle et les plateformes de streaming ont enrichi nos divertissements. Ces innovations offrent de nouvelles expériences immersives mais suscitent aussi des débats sur la dépendance technologique, l'impact sur la santé mentale ou encore la dilution de la culture traditionnelle.

6. Environnement:

Si la technologie a contribué à certains problèmes environnementaux, elle est aussi une partie essentielle de la solution. Des innovations dans les énergies renouvelables, la gestion des déchets ou l'agriculture durable pourraient être des clés pour combattre le changement climatique.

7. Société:

Les nouvelles technologies ont redéfini nos relations sociales, notre conception de la vie privée et même notre perception de la réalité. Elles ont permis un mouvement global vers plus de transparence, mais aussi alimenté des débats sur la surveillance, la polarisation sociétale et l'influence des géants technologiques.

L'impact des nouvelles technologies est à la fois fascinant et complexe. Si elles détiennent un potentiel incroyable pour améliorer la condition humaine, elles nécessitent une réflexion, une régulation et une éthique rigoureuse pour garantir qu'elles bénéficient à tous, sans compromettre nos valeurs ou notre humanité.

La recherche clinique :
une opportunité pour les infirmiers.

La recherche clinique est au cœur des avancées médicales, cherchant constamment à améliorer les soins, les traitements et les interventions pour assurer une meilleure qualité de vie aux patients. Les infirmiers, étant en première ligne des soins aux patients, sont idéalement placés pour s'engager activement dans ce domaine. La recherche clinique présente une multitude d'opportunités pour les infirmiers, tant pour leur développement professionnel que pour l'amélioration des soins.

1. Contribution à la science et à la qualité des soins :
Les infirmiers possèdent une compréhension profonde et unique des besoins des patients, des dynamiques des soins et des défis cliniques. En participant à la recherche, ils peuvent contribuer à la création de nouvelles connaissances, influencer les protocoles cliniques et contribuer à des soins plus éclairés et centrés sur le patient.

2. Évolution professionnelle :
La recherche clinique offre aux infirmiers une diversification de carrière. Ils peuvent devenir chercheurs infirmiers, coordonnateurs d'études cliniques ou consultants spécialisés. Cela leur permet d'acquérir de nouvelles compétences, comme la rédaction scientifique, la gestion de projet ou la biostatistique.

3. Impact sur la politique de santé :
Avec des données empiriques, les infirmiers peuvent influencer les décideurs, plaider pour des politiques de santé basées sur des preuves et promouvoir des changements au niveau des systèmes de santé.

4. Collaboration interprofessionnelle :

La recherche clinique renforce la collaboration entre différents professionnels de santé. Les infirmiers peuvent travailler avec des médecins, des pharmaciens, des statisticiens et d'autres spécialistes, favorisant une approche multidisciplinaire des problèmes cliniques.

5. Autonomie et leadership :

La participation à la recherche renforce le rôle de l'infirmier en tant que leader dans le domaine des soins de santé. Cela positionne l'infirmier comme un contributeur clé à la science médicale et souligne la valeur de sa perspective dans le processus de recherche.

6. Éducation et formation :

S'engager dans la recherche clinique permet aux infirmiers de rester à la pointe des connaissances médicales. Ils peuvent également devenir formateurs ou conférenciers, partageant leurs découvertes avec leurs collègues ou avec la prochaine génération d'infirmiers.

7. Satisfaction professionnelle :

Participer à la découverte de nouvelles interventions, à l'amélioration des soins ou à la résolution de défis cliniques peut apporter une grande satisfaction professionnelle. C'est une occasion pour les infirmiers de voir concrètement l'impact de leur travail sur la vie des patients.

La recherche clinique est un domaine riche en opportunités pour les infirmiers. Elle leur permet de s'épanouir professionnellement, d'améliorer les soins aux patients et de contribuer de manière significative à la science médicale et à la santé publique. Dans un monde médical en constante évolution, l'engagement des infirmiers dans la recherche clinique est plus essentiel que jamais.

Conclusion :
L'IMPORTANCE DU DÉVOUEMENT, DE L'EMPATHIE ET DE LA COMPÉTENCE DANS LE SOIN DES PATIENTS ENDOCRINIENS.

Dans le vaste monde de la médecine, s'occuper de patients atteints de troubles endocriniens est une tâche délicate qui nécessite bien plus que de simples compétences techniques. Le voyage du patient à travers le labyrinthe des hormones et des glandes est souvent marqué par des émotions intenses, des incertitudes et une quête d'équilibre. Ainsi, le dévouement, l'empathie et la compétence sont trois piliers essentiels pour accompagner ces patients avec respect et efficacité.

Le dévouement est l'ancrage solide qui maintient l'infirmier au service du bien-être du patient. Ces troubles, souvent chroniques, exigent une attention prolongée, où le suivi, l'adaptabilité et l'engagement constant deviennent cruciaux. Les patients endocriniens peuvent traverser des montagnes russes émotionnelles et physiologiques, et le dévouement de l'infirmier assure une présence constante, rassurante et déterminée à chaque étape du parcours.

Cependant, la compétence pure n'est pas suffisante. L'empathie, cette capacité à se mettre à la place du patient, à ressentir et à comprendre ses émotions, est la lumière qui illumine le chemin. Les déséquilibres hormonaux peuvent impacter profondément l'humeur, la perception de soi et la qualité de vie. Face à cela, l'empathie permet d'offrir un espace sécurisé où le patient se sent entendu, validé et compris. C'est dans cet espace que la guérison émotionnelle peut commencer, parallèlement aux interventions médicales.

Et bien sûr, au cœur de tout cela se trouve la compétence. Les troubles endocriniens sont complexes, interconnectés et nécessitent une connaissance approfondie pour une prise en charge appropriée. Chaque patient est unique, et sa réponse aux traitements peut varier considérablement. La compétence garantit que l'infirmier est non seulement bien informé, mais aussi apte à utiliser cette connaissance de manière adaptative, en personnalisant les soins en fonction des besoins spécifiques de chaque patient.

Lorsque ces trois piliers - dévouement, empathie et compétence - se combinent harmonieusement, ils forment la trinité du soin authentique. Pour le patient endocrinien, cela signifie être traité avec dignité, recevoir des soins de qualité et se sentir soutenu à chaque étape du voyage, quels que soient les défis rencontrés. Dans le monde délicat de l'endocrinologie, ces trois qualités ne sont pas simplement souhaitables; elles sont indispensables pour offrir un soin véritablement holistique.

Glossaire des termes médicaux.

Le domaine médical est riche en terminologie spécifique. Voici un glossaire simplifié de certains termes médicaux couramment utilisés. Notez que cette liste est loin d'être exhaustive, et il est recommandé de consulter des sources médicales spécialisées pour une définition plus détaillée.

A

- **Anémie:** Diminution du nombre de globules rouges dans le sang.
- **Antibiotique:** Médicament utilisé pour traiter les infections bactériennes.
- **Aseptique:** Absence de micro-organismes pathogènes.

B

- **Biopsie:** Prélèvement d'un petit échantillon de tissu pour examen microscopique.
- **Bronchite:** Inflammation des bronches.

C

- **Cardiologie:** Étude du cœur et de ses maladies.
- **Chirurgie:** Pratique médicale impliquant des interventions manuelles et instrumentales sur un patient.
- **Cyanose:** Coloration bleuâtre de la peau due à un manque d'oxygène.

D

- **Diabète:** Maladie caractérisée par une production insuffisante d'insuline ou une mauvaise utilisation de l'insuline par l'organisme.
- **Dialyse:** Procédé de purification du sang pour les personnes souffrant d'insuffisance rénale.

E

- **Échographie:** Technique d'imagerie utilisant des ondes sonores pour créer des images des organes internes.

Endocrinologie: Étude des glandes endocrines et des hormones.

F

Fibrose: Formation excessive de tissu fibreux dans un organe.

Fracture: Rupture ou cassure d'un os.

G

Gastroentérologie: Étude de l'estomac et de l'intestin.

Génome: Ensemble complet de l'ADN d'un organisme.

H

Hématologie: Étude du sang et de ses maladies.

Hypertension: Pression artérielle élevée.

I

Immunologie: Étude du système immunitaire.

Infection: Invasion et multiplication de micro-organismes pathogènes dans le corps.

J

Jaunisse: Coloration jaune de la peau due à une accumulation de bilirubine.

K

Kyste: Masse anormale contenant du liquide ou un matériau semi-solide.

L

Leucémie: Cancer du sang affectant les cellules blanches.

M

Mammographie: Radiographie du sein.

Métabolisme: Ensemble des réactions chimiques se produisant dans un organisme vivant.

N

Neurologie: Étude du système nerveux.

Néphrologie: Étude des reins.

O

Oncologie: Étude des tumeurs et du cancer.

Ostéoporose: Diminution de la densité osseuse rendant les os fragiles.

P

Pédiatrie: Branche de la médecine s'occupant des enfants.

Pharmacologie: Étude des médicaments et de leurs effets.

Q

Quadrant: Une des quatre parties égales d'une zone ou d'une surface.

R

Radiologie: Étude des rayons X pour diagnostiquer et traiter les maladies.

Rhumatologie: Étude des maladies articulaires.

S

Sérum: Partie liquide du sang sans les cellules.

Symptôme: Manifestation d'une maladie ressentie par le patient.

T

Thrombose: Formation d'un caillot sanguin à l'intérieur d'un vaisseau sanguin.

Toxicologie: Étude des poisons et des toxines.

U

Urologie: Étude des reins, des uretères, de la vessie et de l'urètre.

Ulcère: Plaie ouverte sur la peau ou sur une muqueuse.

V

Vaccination: Administration d'un vaccin pour induire l'immunité contre une maladie spécifique.

Virologie: Étude des virus.

W

WBC (White Blood Cells): Globules blancs.

X

Xéno-transplantation: Transplantation d'organes d'une espèce à une autre.

Y

Yersinia: Genre de bactéries, dont certaines peuvent causer la peste.

Z

Zoonose: Maladie transmissible de l'animal à l'homme.

Ce glossaire offre une introduction à certains termes médicaux essentiels, mais la terminologie médicale est vaste et complexe. Il est recommandé de consulter des sources spécialisées pour des définitions plus approfondies.

Ressources pour une formation continue.

La formation continue est un élément essentiel pour les professionnels de santé. Elle permet de se tenir au courant des avancées médicales, d'améliorer ses compétences et de répondre aux besoins changeants des patients. Voici une liste de ressources pour faciliter la formation continue dans le domaine médical :

1. Institutions académiques :
   - **Universités et facultés de médecine :** Elles offrent souvent des programmes de formation continue pour les professionnels de santé.
   - **Centres de formation clinique :** Ces établissements sont spécialement conçus pour offrir une formation pratique sur les techniques médicales de pointe.
2. Organisations professionnelles :
   - **Ordres professionnels :** Ils organisent régulièrement des séminaires, ateliers et conférences.
   - **Associations médicales :** Par exemple, l'Association Médicale Mondiale ou l'Association Américaine de Médecine proposent des ressources et des programmes de formation.
3. Plateformes en ligne :
   - **MOOCs :** Des plateformes comme Coursera, edX, ou Udemy offrent des cours sur une variété de sujets médicaux.
   - **Webinaires :** Nombreuses organisations proposent des webinaires en direct ou enregistrés pour la formation.
4. Publications professionnelles :
   - **Revues médicales :** Des publications telles que le "New England Journal of Medicine" ou "The Lancet" présentent les dernières recherches.
   - **Bulletins d'information professionnels :** Ces ressources offrent des mises à jour régulières sur les tendances et les nouveautés dans le domaine.

5. Ateliers et conférences :
- **Séminaires locaux :** Ces événements offrent l'opportunité d'apprendre de manière interactive.
- **Conférences nationales et internationales :** Elles permettent d'entendre des experts mondiaux et de réseauter avec d'autres professionnels.

6. Ressources institutionnelles :
- **Centres de recherche :** Ils peuvent offrir des programmes de formation sur les nouvelles techniques de recherche.
- **Hôpitaux et cliniques :** Ces établissements peuvent avoir des programmes internes pour former leur personnel.

7. Formations spécialisées :
- **Cours de certification :** Pour des compétences spécialisées, par exemple, en imagerie médicale ou en chirurgie robotique.
- **Ateliers pratiques :** Des sessions où les professionnels peuvent pratiquer de nouvelles compétences sous la supervision d'experts.

8. Ressources gouvernementales :
- **Agences de santé nationales :** Comme la FDA aux États-Unis ou l'ANSM en France, qui peuvent offrir des ressources et des formations sur les réglementations et les directives.

9. Livres et manuels :
- **Publications académiques :** De nombreux éditeurs publient des livres sur les avancées médicales, les directives cliniques et les meilleures pratiques.

10. Réseaux sociaux professionnels :
- **Forums et groupes :** Sur des plateformes comme LinkedIn ou ResearchGate, où les professionnels peuvent échanger des informations, poser des questions et partager des ressources.

La formation continue est un investissement à long terme pour tout professionnel de santé. Elle garantit non seulement une meilleure qualité de soins pour les patients mais renforce également la confiance et l'expertise du professionnel dans son domaine.

Bibliographie pour approfondissement.

Une bibliographie solide est essentielle pour approfondir vos connaissances en endocrinologie. Voici une liste de livres et de revues recommandés pour ceux qui souhaitent s'immerger davantage dans ce domaine :

Livres :
- **"Williams Textbook of Endocrinology"** par Shlomo Melmed, Ronald Koenig, et al.
  - Une référence incontournable qui couvre les aspects fondamentaux et cliniques de l'endocrinologie.
- **"Endocrinology: Adult and Pediatric"** par J. Larry Jameson et Leslie J. De Groot.
  - Un ouvrage complet sur l'endocrinologie pour les patients adultes et pédiatriques.
- "Greenspan's Basic & Clinical Endocrinology" par David G. Gardner et Dolores Shoback.
  - Une introduction concise mais approfondie à l'endocrinologie clinique.
- "Clinical Endocrinology and Diabetes: An Illustrated Colour Text" par Miles Levy, Andrew Lansdown, et Robert D. Murray.
  - Un livre visuellement engageant qui fournit une introduction à l'endocrinologie clinique et au diabète.
- "The Thyroid and Its Diseases: A Comprehensive Guide for the Clinician" par Markus Luster, Leonidas H. Duntas, et Leonard Wartofsky.
  - Un ouvrage focalisé sur la thyroïde, l'une des glandes les plus essentielles du système endocrinien.

Revues :
- "The Journal of Clinical Endocrinology & Metabolism (JCEM)"

Une revue de premier plan qui publie des recherches originales sur l'endocrinologie clinique.

"Endocrine Reviews"

Propose des revues approfondies sur les recherches actuelles en endocrinologie.

"European Journal of Endocrinology"

Couvre un large éventail de sujets liés à l'endocrinologie clinique et fondamentale.

"Hormone Research in Paediatrics"

Axée sur l'endocrinologie pédiatrique, cette revue est une ressource précieuse pour les professionnels travaillant avec des enfants.

"Thyroid"

Une revue dédiée à la recherche sur la thyroïde, des aspects fondamentaux aux applications cliniques.

Ressources en ligne :

Endocrine Society (www.endocrine.org)

Propose une variété de ressources, y compris des recommandations cliniques, des webinaires et des cours en ligne.

American Association of Clinical Endocrinologists (www.aace.com)

Fournit des lignes directrices, des formations et des informations sur les conférences à venir.

Lorsque vous recherchez des ressources, il est toujours bon de vérifier la date de publication pour vous assurer que les informations sont actuelles, surtout dans un domaine en constante évolution comme l'endocrinologie.

Le monde francophone regorge également de références solides en matière d'endocrinologie. Voici une liste de livres et de revues recommandés pour ceux qui souhaitent approfondir leurs connaissances dans ce domaine :

Livres :

"Endocrinologie, diabétologie et nutrition" par Jacques Young et Marc Lombès.

Cet ouvrage offre une vue d'ensemble des différents troubles endocriniens, des bases moléculaires aux aspects cliniques.

"Endocrinologie en gynécologie et obstétrique" par Philippe Bouchard et Roland Paillet.

Ce livre explore les liens entre l'endocrinologie et la gynécologie, y compris les troubles hormonaux pendant la grossesse.

"Diabétologie clinique" par Claude Colette et Alain Golay.

Un guide complet sur le diabète, sa prise en charge et ses complications.

"Les glandes endocrines et leur mystères" par Jean-François Pradat.

Une approche plus générale destinée aux non-professionnels qui souhaitent comprendre le rôle des glandes endocrines.

Revues :

"Annales d'Endocrinologie"

Une revue scientifique dédiée à l'endocrinologie, couvrant la recherche fondamentale et clinique.

"Médecine des Maladies Métaboliques"

Axée sur les maladies métaboliques, y compris celles liées aux déséquilibres hormonaux.

"Diabète & Métabolisme"

Comme son nom l'indique, cette revue se concentre sur le diabète et autres troubles métaboliques.

Ressources en ligne :

Société Française d'Endocrinologie (SFE) (www.sfendocrino.org)

Propose diverses ressources pour les professionnels, dont des recommandations, des formations et des actualités sur l'endocrinologie en France.

Association Francophone du Diabète (AFD) (www.afd.asso.fr)

Une source d'information précieuse pour tout ce qui concerne le diabète dans le monde francophone.

Fédération Française des Diabétiques (www.federationdesdiabetiques.org)

Propose des informations, des ressources et des actualités sur le diabète.

Retrouvez chacun de mes livres publiés sur Amazon sur le lien suivant :

https://www.amazon.fr/dp/B0CP8T3K57

Pour un prix unitaire beaucoup plus intéressant, vous pouvez également acheter l'intégralité de mes livres en format e-books (pdf) sur le site internet suivant :

http://espaceformation-ide.com

Avec toute ma considération…

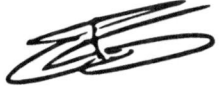